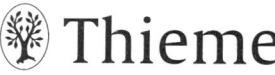
Thieme

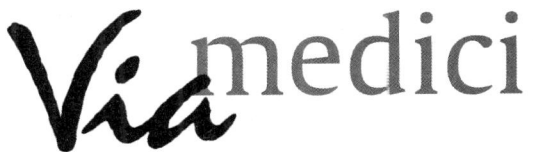

Hans-Joachim Anders

Erfolgreich Medizin studieren

Der Weg zur Traumstelle – kein Zufall!

27 Cartoons

Georg Thieme Verlag
Stuttgart · New York

Hans-Joachim Anders
hjanders@clinbio.med.uni-muenchen.de

Cartoons: Hans-Joachim Anders

Umschlaggrafik: Thieme Marketing

Die Deutsche Bibliothek – CIP-Einheitsaufnahme
Ein Titeldatensatz für diese Publikation ist bei der Deutschen Bibliothek
erhältlich.

Die Publikation dieses Buches ist mit freundlicher Unterstützung der
Vereinten Krankenversicherung AG – Unternehmenskommunikation –
verwirklicht worden.

Wichtiger Hinweis:
Wie jede Wissenschaft ist die Medizin ständigen Entwicklungen unterworfen.
Forschung und klinische Erfahrung erweitern unsere Kenntnisse, insbeson-
dere was Behandlung und medikamentöse Therapie anbelangt. Soweit in
diesem Werk eine Dosierung oder eine Applikation erwähnt wird, darf der
Leser zwar darauf vertrauen, daß Autoren, Herausgeber und Verlag große
Sorgfalt darauf verwandt haben, daß diese Angabe **dem Wissensstand bei
Fertigstellung des Werkes** entspricht.
Für Angaben über Dosierungsanweisungen und Applikationsformen kann
vom Verlag jedoch keine Gewähr übernommen werden. **Jeder Benutzer ist
angehalten,** durch sorgfältige Prüfung der Beipackzettel der verwendeten
Präparate und gegebenenfalls nach Konsultation eines Spezialisten festzu-
stellen, ob die dort gegebene Empfehlung für Dosierungen oder die Beach-
tung von Kontraindikationen gegenüber der Angabe in diesem Buch abweicht.
Eine solche Prüfung ist besonders wichtig bei selten verwendeten Präparaten
oder solchen, die neu auf den Markt gebracht worden sind. **Jede Dosierung
oder Applikation erfolgt auf eigene Gefahr des Benutzers.** Autoren und
Verlag appellieren an jeden Benutzer, ihm etwa auffallende Ungenauigkeiten
dem Verlag mitzuteilen.
Geschützte Warennamen (Warenzeichen) werden **nicht** besonders kennt-
lich gemacht. Aus dem Fehlen eines solchen Hinweises kann also nicht
geschlossen werden, daß es sich um einen freien Warennamen handelt.
Das Werk, einschließlich aller seiner Teile, ist urheberrechtlich geschützt.
Jede Verwertung außerhalb der engen Grenzen des Urheberrechtsgesetzes ist
ohne Zustimmung des Verlages unzulässig und strafbar. Das gilt insbesondere
für Vervielfältigungen, Übersetzungen, Mikroverfilmungen und die Einspei-
cherung und Verarbeitung in elektronischen Systemen.

© 2001 Georg Thieme Verlag, Rüdigerstraße 14, D-70469 Stuttgart
Unsere Homepage: http://www.thieme.de
Printed in Germany
Satz: Dörlemann Satz, Lemförde,
Druck: Druckhaus Götz GmbH, Ludwigsburg
ISBN 3-13-129071-4   1 2 3 4 5 6

Vorwort

Voller Glück über den ergatterten Studienplatz beginnen die meisten zukünftigen Ärztinnen und Ärzte den neuen Lebensabschnitt. Dennoch zeichnen Berichte über steigende Kosten im Gesundheitswesen, streikende Ärzte und am Hungertuch nagende Arztpraxen ein trübes Bild vom sich wandelnden Berufsbild Arzt. Wer hätte stattdessen jemals streikende Juristen oder Betriebswirte gesehen?[*]

„Willkommen, ihr zukünftigen Konkurrenten", so werden bisweilen dann die Anfänger von Ihren Fachschaftsvertretern begrüßt. Das streng verschulte Studium lässt Studenten jedoch Zukunftsängste meist leicht verdrängen. Getrieben von einem gymnasialen Ehrgeiz, gute Noten schreiben zu wollen, wird fleißig studiert, in der Hoffnung, das werde einem später schon eine Stelle verschaffen. Gott sei Dank droht Studienabgängern meist keine oder nur vorübergehende Arbeitslosigkeit, so dass diese Angst zunächst unbegründet ist. Dennoch finden sich viele, die von einer Karriere in einem bestimmten Fach geträumt haben, nach dem Studium ohne Perspektive auf eine Facharztausbildung als unterbezahlter Praxisgehilfe oder reisender Praxisvertreter wieder.

In diesem Buch wird die Situation der ärztlichen Aus- und Weiterbildung beschrieben. Sie erfahren, wie man bereits während der ersten Semester die Weichen für die berufliche Zukunft so stellen kann, dass einem später jede Traumstelle offen steht. Eine der Grundvoraussetzungen dafür ist, bereits in der Vorklinik ein Fernziel zu definieren und Pluspunkte jenseits der Examensnoten zu sammeln. Die Angebote des Studiums dürfen nicht nur absolviert werden, sondern müssen für die eigenen Ziele maximal genutzt werden. Die richtige Doktorarbeit zu finden, die passenden Famulaturen und PJ-Tertiale zu absolvieren ist ebenso wichtig wie eine effiziente Prüfungsvorbereitung, optimale PJ-Zeugnisse und die Vorbereitung einer gezielten Bewerbung.

Neben praktischen Tipps und Tricks ist das Anliegen dieses Buches, dem Leser zu vermitteln, dass er mit Eigeninitiative das Schicksal

---

[*] Wenn wir uns in diesem Buch für die Verwendung der männlichen Form entschieden haben, so bitten wir um Verständnis, dass dies ausschließlich aus Gründen der Praktikabilität und im Sinne einer leichteren Lesbarkeit des Textes geschah. Selbstverständlich sind bei allen Ausführungen Ärztinnen, Famulantinnen, Promoventinnen, Examenskandidatinnen etc. in gleicher Weise mitbedacht.

jenseits der Trampelpfade in die eigenen Hände nehmen und seine
selbst gesteckten Ziele erreichen kann.

Autor und Verlag möchten alle Leser nachdrücklich auffordern,
uns eigene Erfahrungen und Erfolgsrezepte mitzuteilen, um
die „Karrieretipps" zu verbessern und auf eine breitere Basis zu
stellen.

München, Januar 2001

Inhaltsverzeichnis

1 Die Vorklinik

1.1 Hurra, ich habe einen Studienplatz!
Aber ..., worauf es jetzt ankommt.

Zuerst einmal: Herzlichen Glückwunsch. Sie haben wirklich allen Grund, sich zu freuen. Viele Ihrer Mitbewerber haben keinen der begehrten Studienplätze bekommen. Mit Ihren neuen Kommilitonen befinden Sie sich sozusagen in erlesener Gesellschaft einer nach Leistungskriterien selektierten Gruppe. Dies ist natürlich keine Garantie für ein glückliches Leben oder beruflichen Erfolg, aber immerhin die Voraussetzung für Ihr ärztliches Berufsleben. Mit diesem Studienplatz sind Sie sozusagen auch für Ihre Leistungen in der Schule belohnt worden, wo Sie bereits trotz Ihres jungen Alters bewiesen haben, dass Sie dem Leistungsanspruch der Gesellschaft gerecht werden können. Bedenken Sie aber, um auch weiterhin erfolgreich zu sein, müssen Sie sich jetzt in dieser vorausgewählten Gruppe behaupten können. Nicht jeder beendet auch das Studium, nicht jeder erhält eine Stelle, und die wenigsten erhalten auch die Stelle, die sie sich wünschen.

Der Studienbeginn ist somit der Gongschlag für eine neue Runde, in der sich wieder, wie in der Schule, bald die Spreu vom Weizen trennen wird. Damit Sie auch am Ende des Studiums wieder vorne mit dabei sind, um die nächste Runde des AiPs zu meistern, müssen Sie bereits jetzt Vollgas geben und die richtigen Entscheidungen treffen. Wenn Sie sich nach einer halbherzigen Universitätskarriere doch noch als Prof. Dr. med. in eigener Praxis niederlassen müssen, weil die Uni Sie „gehen lässt", oder wenn Sie nur noch als unterbezahlter ewiger Assistent einer Belegarztpraxis mit jedem Wochenende Hintergrunddienst unterkommen, dann müssen Sie später schmerzlich erfahren, dass andere ihre Möglichkeiten besser genutzt haben. Ein von Anfang an optimal genutztes Medizinstudium ist der sicherste Weg, um am Ende seiner Ausbildung, die Stelle wählen zu können, die man sich wünscht. Legen Sie eine Strategie fest, an der Sie kontinuierlich feilen.

! Die Karriereetipps konkret:
1. Freuen Sie sich über Ihren Studienplatz, viele haben keinen bekommen.
2. Ihre neuen Kollegen werden auch Ihre Konkurrenten um Ihre Traumstelle. Behaupten Sie sich.

1

3. Sehen Sie das ganze Studium nur als eine Etappe auf Ihrem Berufsweg. Es wird danach nicht „besser". Lassen Sie sich nicht nur auf den Arbeitsmarkt vorbereiten, sondern benutzen Sie das Studium, um sich selbst Ihrem persönlichen Ziel näher zu bringen.

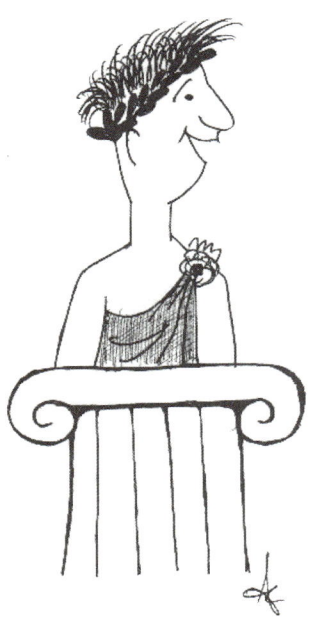

1.2 Der neue Lebensabschnitt.
Bewusst wahrnehmen, voll ausleben und maximal nutzen.

Nach dem Ende der Schulzeit bzw. des Wehr- oder Zivildienstes beginnt für Sie ein neuer Lebensabschnitt. Alles wird anders. Sie sind vielleicht zu Hause ausgezogen. Wenn nicht, tun Sie es jetzt. Für einige wenige Jahre werden Sie machen können, was Sie wollen. Vielleicht sind Sie in 5 Jahren schon wieder verheiratet, haben erwartet oder unerwartet Nachwuchs bekommen oder leben in einer eheähnlichen Gemeinschaft, die Ihnen wieder viele Kompromisse abverlangt. Bedenken Sie, dass Sie sich Ihr ganzes Leben lang, bis ins hohe Alter, an genau diese Zeit als Ihre schönste zurückerinnern werden. Ihre lästigen Physikklausuren haben Sie dann längst vergessen. Die Freiheit ist das, was Ihnen in Erinnerung bleibt. Jeden Abend in eine andere Kneipe. Hunderte von jungen interessanten Leuten, mit denen Sie viele Interessen teilen. Nie wieder werden Sie so leicht Leute kennen lernen wie im ersten Semester, in dem sich alle in einer Neuorientierungsphase befinden. Das große Sportangebot der Universität, Fremdsprachenkurse, Möglichkeiten eines universitären Rechenzentrums mit Internet und email für jeden. Besuchen Sie die historischen Stätten Ihrer Universität. Versuchen Sie, sich als Student zu fühlen, wie man es in den letzten Jahrhunderten tat. Besichtigen Sie den Karzer. Erkundigen Sie sich nach studentischen Bräuchen. In einigen Universitätsstädten können Studenten an den unglaublichsten historischen Orten wohnen, vom Kirchturm bis zur Schlosskammer. Fragen Sie im Studentenwerk nach. Sie werden es noch Ihren Enkeln erzählen, dass Sie bei einer alten Dame unterm Dach für 100,– DM gewohnt haben, dass Sie zum Examen das Gänseliesel geküsst haben (Studentenbrauch an der Uni Göttingen), oder dass Sie im Universitätsorchester gespielt haben. Kämpfen Sie im Universitätsruderteam gegen andere Universitäten. Spätestens nach dem Studium geben die meisten Mediziner den Leistungssport auf, aber viele Olympiateilnehmer sind Medizinstudenten. Besuchen Sie Vorlesungen aus anderen Fakultäten im Sinne des Studium Generale. Hören Sie kunsthistorische Vorlesungen, lernen Sie Aktzeichnen parallel zum Anatomiekurs, machen Sie einen Sprachkurs in Medical English. Scheuen Sie sich auch nicht, ein Fest einer schlagenden Verbindung zu besuchen, wenn man Sie einlädt. So können Sie wenigstens mitreden. Treten Sie aber besser keiner bei, denn viele Jungfüchse einer Verbindung haben auf einmal so viele trinktechnische, soziale oder schlagtechnische Verpflichtungen, dass ihnen keine Zeit mehr zum Studieren bleibt. Kurzum, genießen Sie in der Vorklinik das Studium und die Freiheit in vollen Zügen. Auch wenn Sie glauben, dafür zu wenig Zeit zu haben. In der Klinik wird Ihnen neben der Doktorarbeit weit weniger Zeit bleiben.

Und noch etwas: Falls die ZVS Sie weit weg von zu Hause verschickt hat. Ärgern Sie sich nicht. Sie können den Studienplatz tauschen. Außerhalb des gewohnten Umfelds sind oben genannte Punkte von noch größerer Bedeutung, als wenn Sie Ihr bisheriges Leben einfach weiterleben würden. Machen Sie das Beste daraus und nutzen Sie die Chancen, die sich aus der Situation ergeben haben. Werden Sie erwachsen.

1

! Die Karrieretipps konkret:
1. Ziehen Sie zu Hause aus, wenn Sie schon am Heimatort studieren müssen.
2. Erforschen Sie in Ihrer spärlichen Freizeit Ihre Universität und deren Geschichte. Werden Sie ein Student Ihrer Uni. Kämpfen oder spielen Sie für Ihre Uni jetzt.
3. Genießen Sie die Freiheit, sie wird nicht lange anhalten. Leben Sie ein (erinnernswertes) Studentenleben. Es ist der schönste Teil Ihrer Jugend, an dem Sie später sehr hängen werden.

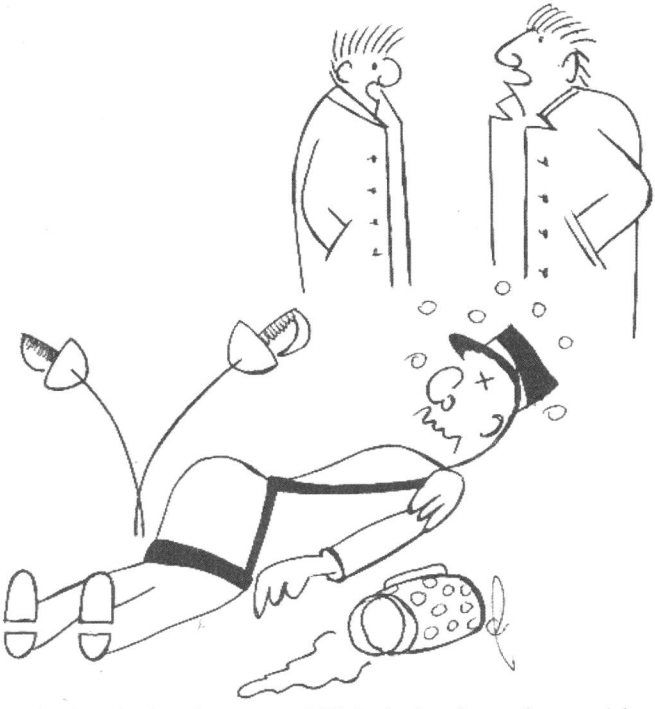

„Er ist der Einzige, dem man wirklich glauben kann, dass er nichts gelernt hat."

1.3 Die Metamorphose.
Das Studium verändert Sie. Bleiben Sie sich treu.

Sie haben sicher wichtige Gründe gehabt, sich für das Studium der Medizin zu entscheiden, aber können Sie diese in 3 Worten zusammenfassen? Für einen Unternehmer sind die Ziele seiner Arbeit eindeutig definiert. Auch in schwierigen Zeiten wird er Umsatz, Gewinn und Wachstum immer klar vor Augen haben. Bei Medizinern sind die Ziele individueller und subtiler. Der Idealismus, für einzelne oder viele Menschen Gutes im direktem Leib-Seele-Kontext zu tun, lässt sich nicht in Zahlen, Bilanzen oder konkreten Ergebnissen ausdrücken. Oftmals ist es eher ein nicht klar definiertes Gefühl, das Abiturienten in das Studium führt. Möglicherweise ahnen Sie bereits, dass in Ihrem zukünftigen Berufsleben Ihr Idealbild von Ihrer persönlichen Rolle in der Medizin, bzw. Ihre Vorstellung von der Patientenbetreuung durch wirtschaftliche und gesellschaftliche Zwänge unter Druck geraten wird. Nun, die täglichen Nachrichten mit Meldungen über streikende Ärzte (wer hätte jemals streikende Anwälte oder Unternehmer gesehen), Bettenabbau, steigende Kosten im Gesundheitswesen, Zuzahlungspflicht bei Rezepten, Kunstklappenskandal, Mafiamethoden in der Labormedizin ... deuten bereits auf ein kontroverses Arbeitsumfeld hin. Die Zeiten, in denen sich zur Heilung von Menschen berufen fühlende, weithin geachtete und überdurchschnittlich bezahlte Persönlichkeiten das Arztbild prägten, sind lange vorbei. Nichtsdestotrotz lebt die Medizin von dem Idealismus ihrer Ärzte, Forscher und Krankenschwestern. Idealismus ist auch unser persönlicher Motor, der uns über alle Hürden hilft, unsere wichtigste Motivationshilfe, auf die wir eigentlich gar nicht verzichten können. Aus diesem Grund müssen Sie Ihren Idealismus pflegen, sich aber gleichzeitig ein möglichst konkretes Bild von Ihrer zukünftigen Rolle in der Medizin machen. Anderenfalls wird Ihr Idealismus in der Mühle des Studiums bereits großen Schaden nehmen, denn das Studium wird Sie verändern, ob Sie wollen oder nicht.

Durch das bewährte System des stark verschulten Studiums mit seit Jahren festgelegtem Stundenplan, Fragenkatalogen und umfangreichen Wissensinhalten wird man Sie in Kürze zu einem Multiple-Choice-Fragen-Ackergaul und später zum standardisierten 16-Stunden-Arbeiter machen. Viele Ärzte reduzieren ihren Freundeskreis langsam auf den harten Kern, stellen Leistungssport ein, musizieren nur noch gelegentlich und beschränken das politische Interesse auf die Tagesschau. Sie werden keine Zeit haben, sich darüber zu beklagen, denn Sie haben immer wieder einen neuen Berg

Arbeit vor sich. Damit Sie diesen Anforderungen überhaupt gerecht werden können, wird Ihnen im Studium in einer Art Grundausbildung die Arbeitsmoral schon beigebracht. Sie werden sich am Ende des Anatomiekurses wundern, was Sie alles gelernt haben. Betrachten Sie diese Mühle nicht als Bedrohung. Sie könnten sonst später Ihren Beruf nie ausüben, aber erkennen Sie die Macht des Studiums, Sie zu manipulieren. Wenn Sie aber Ihren Idealismus durch frühzeitiges Erarbeiten eines Fernziels pflegen, werden Sie diese harte Schule für Ihre Zwecke nutzen können, denn niemals hätten Sie solches aus eigener Kraft vollbracht. Behalten Sie die Macht über die Mechanismen, die Sie formen wollen, indem Sie sie bewusst zulassen, wo sie Ihnen nützen, um Ihre eigenen Ziele zu erreichen.

! Die Karrieretipps konkret:

1. Lassen Sie sich durch Negativmeldungen aus dem Gesundheitswesen nicht beirren. Ärzte werden auch in Zukunft gebraucht. Durch Ihre Karrierestrategie wandeln Sie hemmende Berufsängste in Powerplay für Ihre Traumstelle.
2. Formulieren Sie die Gründe für Ihre Studienwahl. Malen Sie Ihre Ideale (=Träume, Visionen) bildhaft aus, entwickeln Sie ein Fernziel, eine Traumposition. Pflegen Sie Ihren Idealismus. Haben Sie ein klares Berufsfernziel vor Augen. Scheuen Sie sich nicht vor evtl. schwer Erreichbarem. In dem Moment, in dem Sie bereits früh beginnen, das Ziel konkret zu beackern, haben Sie eine wirkliche Chance, es auch zu erreichen.
3. Erkennen Sie, wie das Studium Sie verändert. Nutzen Sie diese Manipulation zu Ihrem Vorteil. Das Studium trainiert Sie in der Leistungsfähigkeit, die Sie brauchen, um Ihre Ziele zu erreichen. Wer sich nur durchquält und nach jeder Prüfung abschlafft, hat das Studium nur ertragen, aber nicht für sich genutzt.

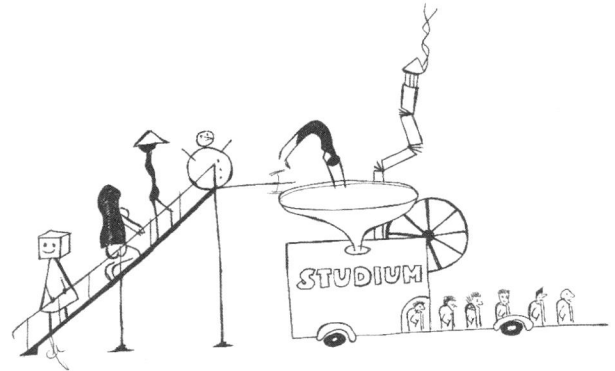

1.4 So bekommen Sie das Pensum der Vorklinik leicht in den Griff.
Lernen Sie lernen.

Die Vorklinik ist hart. Der umfangreiche Stoff, der im Physikum geprüft wird, ist ein Instrument der Auslese. Nur diejenigen, die das Pensum erfüllen, werden den Sprung in die Klinik schaffen. Anschließend springt kaum noch jemand ab. Das ist keinesfalls ungerecht, denn es sind auch die Qualitäten des rationellen Wissenserwerbs, des konzentrierten Arbeitens und der Selbstdarstellung in mündlichen Prüfungen, die im späteren Beruf benötigt werden. Es ist also zweckmäßig, sich frühzeitig auf diesen Aspekt des Studiums gezielt vorzubereiten. Lernen Sie deshalb lernen. Wer früh im Studium damit beginnt, kann jede noch so mühselige Anhäufung von Einzelinformationen, wie z.B. die der medizinischen Terminologie oder endlose Listen von Medikamentennebenwirkungen, leicht verinnerlichen.

Der Lerntyp.
Jeder hat natürlich bislang seine eigenen Erfahrungen mit dem Lernen gemacht, und weiß, ob er eher aus Vorlesungen, aus Büchern oder aus Kurzzusammenfassungen lernt. Dennoch gibt es einige Grundregeln, wie man die bisherige Methode verbessern kann.

Lesen.
Sie werden im Laufe Ihres Studiums Unmengen von Büchern, Skripten und später Fachartikeln lesen müssen. Wer schneller liest, kommt schneller vorwärts. Kaufen Sie sich ein Buch zum Thema: schneller Lesen. An manchen Universitäten oder Volkshochschulen gibt es auch Seminare dazu. Versuchen Sie Ihr Lesetempo zu verdoppeln, zu verdreifachen oder sogar zu vervierfachen. Sie werden sehen, dass die Menge an aufgenommenen Fakten sich hierdurch sogar erhöht. Ihre Lerneffizienz steigt so um ein Vielfaches. Wer bei Multiple-Choice-Prüfungen für das Lesen der Fragen nur die Hälfte der Zeit braucht, hat auch entsprechend mehr Zeit für ihre Beantwortung.

Vorlesungen vorbereiten.
Wer unvorbereitet eine Vorlesung oder einen Kurs besucht, wird sich wenig oder kaum etwas von den Inhalten merken können, da für die Fülle der Wort- und Bildinformationen ein gewisses Vorwissen notwendig ist. Die Nachbereitung von Vorlesungen ist aber organisatorisch schwierig und weniger effizient, da die

Chance, Fragen zu stellen, nicht mehr gegeben ist. Wann immer das Thema einer Vorlesung bekannt ist: Lesen Sie das entsprechende Kapitel am Tag zuvor in Ihrem Lehrbuch. So werden Sie die Vorlesung interessierter verfolgen und auch die Gelegenheit nützen können, Fragen an den Referenten zu stellen. Sie werden sich wundern, wie sehr ein Dozent aufblüht, wenn ihm Fragen von vorbereiteten Studenten gestellt werden. Wenn es keinen Vorlesungsplan gibt, bitten Sie mit dem Argument der Vorbereitung darum. Man wird sich über Ihr Engagement freuen und einen Plan erarbeiten.

Notizen machen.

Fangen Sie gar nicht erst an, in Ihren Büchern jede Textzeile mit vier verschiedenen Leuchtfarben zu markieren. Das sieht zwar lustig und nach durchgearbeitetem Material aus, wird aber Ihre Wissensaufnahme nicht optimieren. Sie müssen eine Methode zur Wissenskonzentration entwickeln, lange Texte in wenigen Worten für sich selber festhalten. Wann immer Sie einen Lerntext lesen: Schreiben Sie Ihr eigenes Skript. Notieren Sie die Kapitelüberschriften und wenige Worte zur Erinnerung an komplexere Inhalte. Notieren Sie zusätzlich die Dinge, die Sie sich garantiert sonst nicht merken werden. Nehmen Sie Ihr Skript am nächsten Tag mit in die Vorlesung. So ersparen Sie sich das Mitschreiben. Stattdessen können Sie jetzt zusätzliche Informationen in Ihr Skript einfügen. Zur Prüfungsvorbereitung werden Sie dann nur noch Ihr eigenes Skript durcharbeiten. Wer das Lehrbuch dann noch einmal lesen muss (oder es aber vor der Prüfung zum ersten Mal liest) hat wertvolle Zeit vertan. Auf diese Weise werden Sie mit den etwa 15 Fächern fürs Physikum ohne Lücken fertig. Es ist unmöglich, vor der Prüfung noch alle Bücher durchzuarbeiten.

Der Wert von fremden Skripten.

Jeder kommt einmal an den Punkt, wo er ein Kurzlehrbuch erwerben, oder aber von einem Kommilitonen ein Skript kopieren möchte. Kurzlehrbücher sind für kleine Fächer (Terminologie, Physik) akzeptabel, jedoch für wichtige Fächer (Anatomie, Biochemie, Physiologie) völlig untragbar. Die Skripte fleißiger Kollegen sind für Sie in der Regel unbrauchbar, da sie nur das Filterwissen eines fremden Hirns darstellen. Dort steht nur, was sich der Verfasser nicht einprägen konnte. Den Schritt, ein Lehrbuch durchzuarbeiten, können Sie sich damit nicht abnehmen.

Ob Sie sich besser mit Karteikarten oder mit Skriptseiten die Knochen, Muskeln, Nerven und Gefäße des Menschen einprägen, werden Sie herausfinden, aber mit einer schnelleren Lesetechnik, vorbereiteten Vorlesungen und wieder verwertbaren Notizen werden Sie Bücher, Vorlesungen und Kurse optimal nutzen. Die Prüfung am Schluss: für Sie ein Kinderspiel.

1

! Die Karrieretipps konkret:

1. Versuchen Sie zu Beginn des Studiums herauszufinden, ob Sie besser aus Vorlesungen oder aus Büchern lernen. Am besten Sie nutzen beides richtig.
2. Lernen Sie schneller lesen mit Hilfe eines Buches oder Kurses.
3. Bereiten Sie Vorlesungen und Kursveranstaltungen vor.
4. Schreiben Sie Ihr eigenes Skript, das Sie während der Vorlesung ergänzen und mit dem Sie später für die Prüfung lernen werden. Lesen Sie Ihr Lehrbuch nur ein einziges Mal. Am Tag *vor* dem Kurs.
5. Verlangen Sie einen Themenplan zur Vorlesung, wenn es noch keinen gibt.
6. Verwenden Sie Kurzlehrbücher oder Fachschaftsskripte nur in wirklich kleinen Fächern.
7. Verwenden Sie keine Skripte von Kommilitonen.

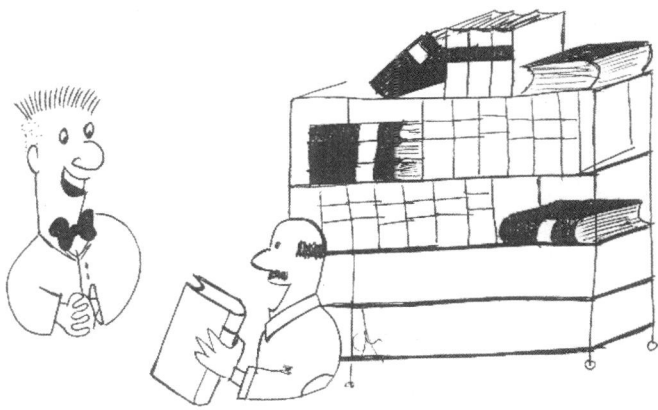

„Endlich, mein Anatomiebuch."
„Na, wie werden Sie sich da erst freuen, wenn Sie all die anderen Bücher auswendig lernen müssen."

1

1.5 Nutzen Sie das Studium maximal.
Machen Sie einen Plan.

Die Bundesrepublik Deutschland investiert in ihre Zukunft, indem sie jeden einzelnen Medizinstudenten mit mehreren hunderttausend Mark unterstützt. Sie erkennen das daran, dass Sie (bislang) nicht, wie in anderen Ländern üblich, Studiengebühren von über 1000,– DM pro Monat zahlen müssen. Sehen Sie es als persönliche Auszeichnung, dass man Ihnen einen dieser Studienplätze zugesprochen hat. Neben der persönlichen Verpflichtung, das Studium dann auch ernst zu nehmen, ist es viel entscheidender, dass man Ihnen die Gelegenheit bietet, von einer Vielzahl von Spezialisten in ein unglaublich breites Spektrum der Biowissenschaften eingeführt zu werden. Auch wenn es Ihnen zunächst erscheint, wie in der Schule einen fixen Stundenplan absolvieren zu müssen, übersehen Sie nicht, dass man Ihnen die Scheunentore zu erstklassigem Spezialwissen weit aufgestellt hat: Spezialwissen und die Möglichkeiten zu Qualifikationen, ohne die Sie am Arbeitsmarkt der Zukunft nichts zu melden haben dürften. Also, sehen Sie das Studium als Angebot an Sie, sich Wissen anzueignen, das anderen verschlossen bleibt. (Eigentlich war das in der Schule auch schon so, denn jetzt müssten Sie für jede Stunde Sprachkurs viel Geld bezahlen. Allerdings ist diese Einsicht von Pennälern etwas viel verlangt.) Bedenken Sie vor allem: Wenn Sie nur die Pflichtstunden ableisten, die alle besuchen, bekommen Sie auch nur das, was alle bekommen (eine 2 oder 3 im Biologietestat ist nun wirklich nicht das, was Ihnen später einen Vorteil verschafft). Es darf nicht Ihr alleiniges Ziel sein, das Pflichtprogramm „zu schaffen". Das Pflichtprogramm ist Pflicht. Das machen alle. Sie müssen mehr tun. Das heißt nun nicht, dass Sie in alle nur greifbaren Vorlesungen rennen müssen. Machen Sie lediglich einen Plan in Richtung auf ein langfristiges Ziel.

Ob Sie sich als Allgemeinarzt niederlassen, Kinderherzchirurg werden oder als Universitätsprofessor Generationen von Studenten ausbilden wollen, nur jetzt haben Sie noch alle Möglichkeiten. Wer früh plant und frühzeitig die entsprechenden Weichen stellt, sammelt entscheidende Vorteile. Gegen Leute, die früh ihre Weichen gestellt haben, werden Sie später keine Chancen mehr haben, wenn Sie sich erst nach dem III. Examen für ein Fach entscheiden. Es geht darum, derjenige zu sein, auf den die Wahl fällt, wenn der zukünftige Chef 30 Bewerbungen auf dem Tisch zur Auswahl hat. Ob Sie später froh um jede Stelle sein müssen und sich Ihren Lebensunterhalt mit Praxisvertretungen verdienen, oder ob

Sie ein gefragter Experte sind, der sich seine Stelle selber aussuchen kann, das entscheiden Sie bereits jetzt. Fühlen Sie sich also gedrängt, bereits während der Vorklinik (nicht unbedingt gleich im 1. Semester) ein Fernziel zu formulieren. Wenigstens wissen Sie dann schon, was Sie nicht wollen (operativ, nicht-operativ, Psychiatrie, Geriatrie, Forschung ...). Das Spektrum der Möglichkeiten zur Wahl eines Fernzieles ist während der Vorklinik noch groß. Später schränken sich die Möglichkeiten schnell ein. Irgendwann bleibt Ihnen evtl. gar keine Wahl mehr. Entscheiden Sie selbst, überlassen Sie das nicht anderen. Nehmen Sie Ihre Karriere selbst in die Hand. Schaffen Sie sich eine Vision Ihrer eigenen Zukunft, dann können Sie *jedes* Ziel erreichen.

! Die Karrieretipps konkret:
1. Sehen Sie in dem Studium ein einmaliges Lernangebot, das anderen verschlossen bleibt.
2. Der Staat hat Ihnen aus seinem Zukunftsprogramm ein Studiengebührenstipendium genehmigt. Er investiert in Sie persönlich. Fühlen Sie sich zur Leistung verpflichtet.
3. Das Pflichtprogramm leisten alle. Es ist besser, mehr zu tun. Am besten, Sie machen einen Plan für Ihr langfristiges Ziel. Mit einer Vision kommen Sie automatisch sicherer ans Ziel als andere.

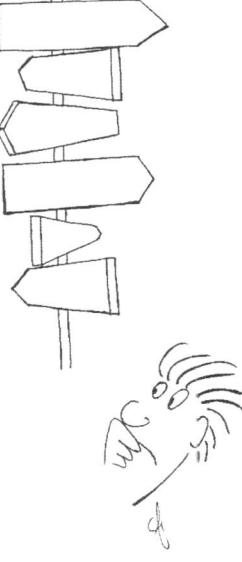

1

1.6 Das berufliche Ziel.
Kann es jeder erreichen?

Sie haben das Glück, in einem Land zu leben, in dem sich jeder seine beruflichen Wünsche erfüllen kann, egal aus welcher Schicht er stammt. In anderen Ländern haben Sie ohne das richtige Parteibuch, die richtige Nationalität oder Religion oder das nötige Schmiergeld unter Umständen gar keine Chance, einen Studienplatz für Humanmedizin zu erhalten. In Deutschland werden Sie sich stattdessen wundern, dass Ihnen Leute mit den abenteuerlichsten Abiturnoten begegnen werden, die den Studienplatz letztendlich über 10 Jahre Wartezeit oder den kostspieligen Rechtsweg erhalten haben. Die meisten sehen Sie allerdings nach dem Physikum nicht mehr wieder, weil die Auswahlkriterien für das Studium schon auch etwas mit den Fähigkeiten zu tun haben, die zur Aufnahme umfangreicheren Wissens erforderlich sind. Wenn die Leistung stimmt, werden Sie auch eine AiP-Stelle erhalten und auch weiter beruflich erfolgreich sein. Dass natürlich bei der Besetzung einer Chefarztposition in Oberbayern ein bestimmtes Parteibuch nützlich ist, oder eine gute Praxis nur durch ausreichende Geldmittel zu übernehmen ist, trifft auch in Deutschland zu. Hier aber gilt, was für jeden Selbstständigen, jeden Handwerker, jeden Makler, jeden Parteigenossen gilt: Ab einer gewissen Stufe gehört zu den fachlichen Fähigkeiten auch die Kunst, sich zu vermarkten. Sie müssen Beziehungen aufbauen und sie zu nutzen verstehen. Einfluss und Macht müssen Sie sich erarbeiten. Ohne Beziehungen und Werbung hat auch das beste Produkt auf dem Markt keine Chance. Ihr Studienabschluss, Ihre Promotion und Ihre Fachkenntnisse sind Ihr Produkt, aber um sich beruflichen Erfolg zu sichern, sollten Sie erwägen, sich frühzeitig ein Beziehungsnetz aufzubauen. Beziehungen hat man nicht, man muss Sie sich selbst schaffen. Weiterhin müssen Sie selbstdarstellerische Fähigkeiten (selbstsicheres Auftreten für Vorstellungsgespräche, Vorträge halten können, Schreiben von Anträgen für Stipendien) erwerben. Ohne solche Fähigkeiten werden selbst die fachlich Besten irgendwann von weniger kompetenten aber gewandteren Leuten abgehängt.

Entwickeln Sie also eine Vision. Erkennen Sie, welche fachlichen Qualitäten dafür notwendig sind. Viele Erfolgreiche haben während ihres gesamten Berufslebens ein Bild ihres Idols am Spiegel hängen gehabt, das sie täglich an ihr Ziel erinnert hat. Wer sich selbst zu 110% motiviert, schafft immer mehr, als alle, die von 100% schon gar nicht zu träumen wagen. Wie für den Existenzgründer oder Politiker ist für den Erfolg alleine das klare Ziel und die strenge Selbstdisziplin bei der konsequenten Erfüllung der eigenen Visionen entscheidend. Wer keine Visionen hat, wird zum Spielball des Zufalls.

Glauben Sie nicht an den Glücksfaktor. Die meisten Erfolgreichen (hiermit sind die gemeint, die machen können, was sie sich selber wünschen, und nicht das machen müssen, was andere von ihnen verlangen) haben ihre Position nicht durch Glück erreicht. Berufliches „Glück" ist wie privates Glück in der Regel das Ergebnis sorgfältiger und langfristiger Planung und Vorarbeit nach dem Motto, „jeder bekommt das, was er verdient".

! Die Karrieretipps konkret:
1. In Deutschland bestimmen Sie alleine, wo Sie ankommen. Nutzen Sie Ihre Macht. Sie können auf niemand anderen als sich selbst die Schuld für Ihr Schicksal abschieben.
2. Neben fachlichen Qualifikationen werden Sie ein Beziehungsnetz benötigen.
3. Beginnen Sie früh, Ihre positive Wirkung auf andere in Wort und Schrift zu trainieren.
4. Zwingen Sie sich durch Selbstdisziplin zur konsequenten Erfüllung Ihrer eigenen Vision.
5. Erinnern Sie sich laufend an Ihre Vision (z.B. durch ein Foto eines Vorbilds am Spiegel).
6. Hoffen Sie nicht auf Glück. Glück ist meist das Ergebnis sorgfältiger Vorbereitung.

1.7 Das Langzeitziel I.
Je früher desto besser.

Wie soll man sich nun aber in den ersten vorklinischen Semestern die Vision eines beruflichen Endziels vorstellen, das den persönlichen Bedürfnissen in 10 bis 20 Jahren entspricht, wenn man von der klinischen Medizin noch gar keine Ahnung hat? Zugegeben, das ist schwer. Dennoch sind selbst nur halbwegs klare Vorstellungen immer noch 1000-mal besser, als ganz im Trüben zu fischen. Wenn Sie also z.B. durch begeistertes Lesen der Biographien von Ignaz P. Semmelweis und Robert Koch ein Interesse an der Infektiologie verspüren, dann machen Sie doch mal in Ihren ersten Semesterferien ein(e) „Betriebspraktikum/Famulatur" in einem Hygiene- oder Tropeninstitut. Wenn Sie die Bypass-Operation Ihres Opas besonders fasziniert hat, dann fragen Sie doch mal in der Herzchirurgie nach, ob Sie nicht mal 2 Wochen einfach hinter-

1

herlaufen dürfen. Auch wenn man Ihnen zunächst nahelegt, in ein paar Semestern noch mal wiederzukommen, wird in diesen Angelegenheiten Hartnäckigkeit fast immer belohnt. Wenn Sie *emergency room* mitgerissen hat und Sie daran denken, ebenfalls 24 Stunden am Tag unter Dauerstrom Menschenleben zu retten, dann sollten Sie bereits in der Vorklinik durch aufdringliches Nachfragen erreichen, dass man Ihnen gestattet, als Zuschauer die Realität einer solchen Einrichtung kennenzulernen. An manchen Universitäten werden Erstsemester direkt zu einer Praxisfamulatur aufgefordert. Diese frühen Praktika haben 2 Vorteile:

1. erhalten Sie einen enormen Motivationsschub für Ihren trockenen Lernstoff der Vorklinik. Sie werden Anatomie und Physiologie viel spannender finden, wenn Sie erst gesehen haben, dass man ohne diese Grundlagen in der Klinik fast nichts versteht.

2. haben Sie die Chance, Ihre meist laienhaften Idealvorstellungen von bestimmten Fachgebieten in der Realität zu überprüfen. Nichts ist für Sie wertvoller, als früh einen Eindruck davon zu bekommen, welche Arbeitsbedingungen die 5-Minuten-Kontakte mit Patienten in der Praxis, lange Herzoperationen oder die 7-Tage-Dienste einer Notambulanz mit sich bringen. Wenn Sie in Ihrem Interesse bestätigt werden, haben Sie bereits einen großen Schritt in Richtung optimaler Nutzung Ihres Studiums getan, denn Sie werden sich von nun an viel zielorientierter an der Uni bewegen, Ihre Promotion auswählen und Kontakte knüpfen. Wenn Sie erkennen müssen, dass die Realität des Fachs wenig mit Ihren Vorstellungen gemein hat, und Sie eher abgeschreckt wurden, dann haben Sie sich bereits frühzeitig vor einer Fehlentscheidung bewahrt. Denn nichts ist schlimmer, als wenn Sie erst im AiP feststellen, dass Sie sich für das falsche Fach entschieden haben. Lassen Sie sich bei Ihren Eindrücken nicht nur von Ihrem Interesse an diesem oder jenem Organ leiten. Ihre Zufriedenheit bei der Arbeit wird später auch von den folgenden Faktoren abhängig sein:

▨ **Arbeitszeiten.**
Ein Amtsarzt oder Niedergelassener arbeitet 5 Tage, ein Dialysearzt 6 Tage und ein Krankenhauschirurg 7 Tage in der Woche. Früher oder später werden Sie die Arbeitszeiten mit einer Partnerschaft oder Familie in Einklang bringen müssen. Im Gegensatz zu Streifenpolizisten oder U-Bahnfahrern können Sie aber als Arzt durch Auswahl des Faches trennungsfördernde Bereiche von vornherein vermeiden. Während Krankenhauschirurgen und Anästhesisten zu Silvester doppelte Schichten schieben, gehen Mikrobiologen, Allgemeinärzte und Forscher fröhlich mit Kind und Kegel feiern. Wenn Sie erst mal der einzige Oberarzt an einem

kleinen Krankenhaus sind, dann können Sie sich gegen perma-
nenten Hintergrunddienst nicht mehr ernsthaft wehren.

Chirurgisch oder nichtchirurgisch.

Nicht jeder ist auf Dauer für stundenlanges Stehen in Vollmas-
kierung und Abhängigkeit von handwerklichen Fähigkeiten geeignet. Andere packt nach wenigen Jahren internistische Labor-
wertanalysen oder reiner Forschung die Langeweile. Einige Fächer
bieten beides. So können Gynäkologen und Urologen durch Niederlassung oder Spezialisierung auch später noch ihr Fach mit
oder ohne operative Tätigkeit ausüben.

Patientenmitarbeit.

Nicht jeder, der anfänglich die Psychiatrie oder Kinderheilkunde
am interessantesten empfindet, kommt auch später damit klar,
dass viele Patienten sich nicht hilfesuchend, kooperativ und dank-
bar ihrem Arzt zuwenden, sondern sich stattdessen unkooperativ
oder kontraproduktiv verhalten. Die Behandlung von Suchtpatienten, Persönlichkeitsgestörten, kleinen Kindern, aber auch
von Patienten mit Zivilisationskrankheiten (Übergewicht, Bluthochdruck, Gicht …) scheitert oft an einer fehlenden Krankheitseinsicht, am Krankheitsverständnis und an der Mitarbeit bei der
Therapie (Compliance). Wer so lange studiert hat, um die richtigen
Empfehlungen geben zu können, kann enttäuscht sein, wenn der
Patient selber die notwendigen Maßnahmen nicht verstehen kann
oder will. Unfallchirurgen kennen dieses Problem naturgemäß
nicht. Sie legen Hand an und heilen. So ist ihnen die Kooperation
und Dankbarkeit der Patienten sicher.

Verantwortung.

Während man an der Uni in der Regel auch in Notsituationen immer noch einen Oberarzt in Reichweite hat, kann man an kleineren Häusern oft schnell alleine dastehen. Der Zwang, zu entscheiden und dann auch die Konsequenzen daraus zu tragen, wirkt auf
manche stimulierend, auf andere lähmend.

Betriebsklima.

Den Universitätskliniken wird oft aggressives Konkurrenzverhal-
ten ihrer Ärzte bis hin zum Mobbing nachgesagt. Ob man in so
einer Institution auf der Sonnenseite steht, muss nicht nur vom
persönlichen Verhalten abhängen. Da ein mieses Klima überall
möglich ist, und es auch freundlich kooperierende Kollegen an
Universitäten gibt, sollte man von einem ersten Eindruck nicht auf
alle Kliniken einer Kategorie schließen.

1

Geld.

Aus der Warte des Studenten verdienen natürlich alle Ärzte unglaublich viel Geld. Dass es nicht immer so ist, werden Sie im AiP erfahren, wo vielen plötzlich weniger Geld zur Verfügung steht als im Studium, obwohl der Geldbedarf, vor allem wenn man nicht zu Hause wohnt, meist groß ist. Aber auch „ausgewachsene Ärzte" haben je nach Fach und Arbeitsplatz sehr unterschiedliche Einkommen. In Großstädten mit hohen Lebenshaltungskosten oder ab dem dritten Kind werden Sie dann wieder das Gefühl haben, dass Sie viel zu wenig verdienen. Selbst wenn wir die unterschiedliche Überstundenvergütung der einzelnen Häuser, die Möglichkeit zur Gutachtertätigkeit, die Varianten der Chefarztpoolbeteiligung und die Anzahl der bezahlten Dienste während der Facharztausbildung ausser Acht lassen, so ist doch bekannt, dass niedergelassenen Allgemeinärzten am Ende des Monats bis zu 10-mal weniger in der Haushaltskasse bleibt als Laborärzten, Radiologen oder Klinikdirektoren. Nicht immer werden Sie also allen Ihren Kindern problemlos das Studium finanzieren, eine Ferienimmobilie erwerben, oder genügend Altersvorsorge betreiben können. Nicht wenige denken später: „Wär' ich nach dem Abi mal doch lieber in die Bank gegangen, da wüsste ich wenigstens, wie man aus einer Geldmücke einen Elefanten macht". Dass Ihre Schulkollegen nach Ende der betrieblichen Ausbildung ein Auto fahren, von dem Sie noch in 10 Jahren träumen, verkraften Sie noch in der Hoffnung, alles bis zur Rente aufzuholen. Das bestätigt sich aber nicht in allen Fächern. Allerdings ist auch noch nicht berichtet worden, dass in Deutschland Ärzte verhungern müssen.

Karrierechancen.

Dieser Punkt steht mit Absicht am Schluss, denn dieses Buch vertritt ja die These, dass man jedes Ziel erreichen kann, wenn man es nur richtig anstellt. Dennoch sollte man ältere Kliniker bei einem Praktikum dazu befragen. Denn es ist schon wichtig zu wissen, dass der Bedarf an Arbeitsmedizinern noch groß, aber der an Pädiatern sinkend ist. Wer sich für das Fach der Kinderheilkunde interessiert, muss wissen, dass in einem Fach, das sich gleichbleibender Beliebtheit erfreut, bei sinkender Nachfrage die Konkurrenzsituation steigt. Hingegen weiß man z.B. in den USA heute noch nicht, wie man den steigenden Bedarf an Dialyseärzten in Zukunft decken soll, da dieses Fach unter amerikanischen Ärzten eher weniger beliebt ist. Dennoch gilt: Lassen Sie sich nicht von Ihren Zielen abbringen, aber erkennen Sie an dem Verhältnis aus Bedarf und Nachfrage, welchen zusätzlichen Aufwand Sie leisten müssen, um Ihr Ziel zu erreichen.

! Karrieretipps konkret:

1. Auch wenn Sie es für unmöglich halten, Ihre zukünftigen Bedürfnisse jetzt schon abzuschätzen, versuchen Sie es. Grenzen Sie Ihr Berufsziel immer mehr ein, um sich nicht zu verzetteln.
2. Machen Sie bereits in der Vorklinik einige Kurzpraktika in der Praxis *und* Klinik und sehen Sie sich die Realität der Arbeitsbedingungen in verschiedenen Bereichen an. Sie haben so frühzeitig die Chance, sich vor einem großen Irrtum zu bewahren, oder aber Ihre Motivation für ein bestimmtes Fach noch zu steigern.
3. Lassen Sie sich nicht mit dem Argument, Sie hätten ja noch gar keine Ahnung, abweisen. Ihnen geht es noch nicht um den Erwerb von Fachwissen. Sie wollen die nicht fachlichen Eigenarten des Arbeitsgebiets kennen lernen.
4. Interessieren Sie sich dafür, wie die Ärzte in dem jeweiligen Bereich mit den Arbeitszeiten, der Patientenmitarbeit, der Verantwortung, dem Betriebsklima, der Bezahlung und den Karrierechancen zufrieden sind.

2   Die Möglichkeiten

Die meisten Medizinstudenten wollen als Arzt Patienten behandeln. Die wenigsten studieren Medizin, um anschließend in einer Illustrierten die Gesundheitsseite zu schreiben oder um das Marketing von Medikamenten zu organisieren. Im Rahmen dieses Buches soll auf das mögliche Tätigkeitsspektrum von Ärzten außerhalb der Weiterbildungsordnung nicht näher eingegangen werden. Durch dieses Buch soll vielmehr erreicht werden, dass klinisch interessierte Mediziner nicht später einmal aus Mangel an Stellenangeboten zum Ausweichen in andere Bereiche gezwungen sind. Sie sollen in die Lage versetzt werden, sich Ihre Traumstelle zu beschaffen.

2.1 Grundsätzliches.
Der Arbeitsmarkt heute.

Wer die Zeitung aufschlägt, dem springt das Problem entgegen. Gesundheitspolitik ist zum Zankapfel der Gesellschaft geworden. Das Problem der steigenden Kosten im Gesundheitswesen hat 2 Ursachen.

1. führt der medizinische Fortschritt zu immer mehr zusätzlichen kostenintensiven Untersuchungen und Therapieformen, deren Erstattung den Krankenkassen ohne Beitragssteigerungen und Leistungsausgrenzungen nicht mehr möglich ist.
2. führt die Überalterung der Gesellschaft (die auch durch den medizinischen Fortschritt unterstützt wird) zu steigender Nachfrage nach Gesundheitsleistungen. Die Schere zwischen Beitragseinnahmen der Krankenkassen und Ausgaben ist ähnlich dramatisch wie in der Rentenversicherung und kann in Zukunft nur durch Einschränkungen der Leistungen gelöst werden. So werden in anderen Ländern Europas Operationen zum Herzklappenersatz oder Einsatz von künstlichen Hüftgelenken sowie lebenserhaltende Dialysetherapie ab einer gewissen Altersgrenze von den Krankenkassen nicht mehr erstattet. Dies führt natürlich dazu, dass auch die Anzahl der Krankenhausbetten und somit Arztstellen drastisch reduziert wurde und weiter reduziert werden soll. In Hamburg und Berlin sind in den letzten Jahren sogar Großkliniken mit über 1000 Betten geschlossen worden; eine Katastrophe für die dort arbeitenden Ärzte.

Der Arbeitsmarkt für Ärzte hat einige besondere Eigenschaften, derer sich jeder werdende Arzt bewusst sein muss, wenn er sich auf ein Berufsziel festlegen will.

2

- Krankenhausärzte sehen sich mit starker Konkurrenz konfrontiert. Altassistenten ziehen durch die Niederlassungsbeschränkungen alle Register, um noch länger an der Klinik bleiben zu können. Nachrückende AiP können so nicht als Vollassistenten übernommen werden. Obwohl es für Studenten zunächst problematisch erscheinen mag, eine AiP-Stelle zu finden, so liegt doch der wahre Engpass in den meisten Fächern beim Übergang vom AiP zum Assistenten. Da aber heutzutage der Erwerb einer Facharztqualifikation und mindestens einer Spezialisierung (Zusatzbezeichnung wie Thoraxchirurg oder Gastroenterologe) Standard ist, muss der Sprung zum Assistenten unbedingt bewältigt werden. Wer schon nach dem AiP in Bereiche wie Praxisassistent oder Belegarztklinikassistent ausweichen muss, befindet sich bereits am unteren Ende der Karriererutsche. In diesen Bereichen ist der Erwerb einer Facharztqualifikation schwierig, da die Leiter der Einrichtungen selten die volle Weiterbildungsermächtigung besitzen.
- Für den Erwerb einer Facharztqualifikation müssen eine ganze Reihe von Techniken nachgewiesen werden. Ob in einer Klinik alle notwendigen Fähigkeiten erworben werden können, ersieht man aus der Anzahl der Jahre, für die der Klinikchef „weiterbildungsermächtigt" ist. Nur an großen Häusern und Universitätskliniken wird die gesamte Anzahl von Weiterbildungsjahren für ein Fach abzuleisten sein. Wer jedoch das AiP in einem Kreiskrankenhaus beginnt, in dem der Chef nur 2 Jahre Weiterbildungsermächtigung hat, muss trotz Übernahmeangebot irgendwann das Haus wechseln, um die benötigte Anzahl von Jahren für die Facharztprüfung ansammeln zu können. Wohl dem, der nach dem Studium in einem größeren Haus mit voller Weiterbildungsermächtigung seine erste Stelle antreten kann und anschließend übernommen wird. Die Sicherheit, das Ziel ohne Umwege erreichen zu können, lässt einem immer noch die Freiheit, es anders zu tun. Sie behalten die Macht über Ihr Schicksal und müssen sich nicht hin und her schubsen lassen. So bewahren Sie sich die Freiheit, selbst zu agieren. Wer hingegen 3 Wochen vor Auslaufen des Vertrages erfährt, dass es mit der Übernahme doch nicht klappt, wird nicht allzu optimistisch in die nächste bundesweite Bewerbungsrunde schauen.
- Wer stattdessen von der Freiheit der eigenen Praxis träumt, hat es auch nicht leichter. Nur Ärzte, die in eigener Praxis ausschließlich Privatpatienten behandeln, sind wirklich frei. Da sich aber die allerwenigsten nur durch die wenigen Privatpatienten über Wasser halten können, sind niedergelassene Ärzte fast immer auf eine sogenannte Kassenzulassung, d.h. die Erlaubnis, mit den gesetzlichen Krankenkassen ihre erbrachten Leistungen abrechnen zu können, angewiesen. Diese Abrechnungsrichtlinien und Erstattungssätze ändern sich laufend, und zwar dahingehend, dass die

Erstattungssummen pro Leistung ständig geringer werden. Fazit: Niedergelassene Ärzte tragen alle Risiken des freien Unternehmertums (Investitionen, Konkurrenz, Einkommensausfall bei Krankheit), sind jedoch eng in ein planwirtschaftliches System der gesetzlichen Krankenkassen eingebunden, das ihnen, abgesehen von unanständigen Abrechnungstricks, wenig unternehmerische Expansionsmöglichkeiten gewährt.

Natürlich werden langfristig in unserem Gesundheitswesen Ärzte gebraucht. Da die Gesellschaft altert, wird der Bedarf an Gesundheitsleistungen sogar stark steigen. D.h. niemand sollte sich durch das sozial- und gesellschaftspolitische Problem von seinem Berufsziel abbringen lassen. Aber Ärzte werden sich in der Zukunft immer mehr mit der Konkurrenzsituation eines Dienstleistungsgewerbes konfrontiert sehen. Solange die Studienplätze nicht wesentlich reduziert werden, wird die Konkurrenzsituation bestehen bleiben, was als Anreiz zu Höchstleistungen vielleicht auch nicht ganz sinnlos ist. Das bedeutet aber auch, dass nicht jeder am Ende seiner Laufbahn wirklich in einer Position arbeiten wird, die ihm gefällt. Wer als Arzt nicht, nur um seine Familie zu ernähren, unbeliebte Dienste leisten, als Praxisvertreter arbeiten oder noch mit 50 als ewiger Assistent einer kleinen Belegarztklinik der Mann für alle Fälle sein will, muss bereits während des Studiums seine weitere berufliche Laufbahn vorbereiten.

❗ Karrieretipps konkret:
1. Auch in einem zukünftig weiter rationalisierten Gesundheitswesen werden junge Ärzte benötigt. Lassen Sie sich daher durch finstere Prognosen nicht von Ihrem Berufsziel abbringen. Wenn Sie Ihren Berufsweg selber in die Hand nehmen, können Sie sich jeden Berufswunsch erfüllen.
2. Sehen Sie nicht nur das (Nah-) Ziel des III. Staatsexamens. Bedenken Sie, dass es einen großen Unterschied für Sie machen wird, ob Sie am Ende Ihrer Laufbahn auf dem Posten sitzen, den Sie sich immer gewünscht haben, oder ob Sie sich einfach nur zur Arbeit schleppen, um Geld zu verdienen. Einen Posten mit Einfluss, Entscheidungsfreiheiten und leistungsgerechter Bezahlung, in dem Sie Ihre Fähigkeiten voll einsetzen können, erhält nicht jeder. Mancher muss jeden Tag 20 Einstellungsuntersuchungen oder Prämedikationsvisiten vornehmen, während andere operieren oder sich auf Weiterbildungsveranstaltungen tummeln dürfen. Während des Studiums können Sie bereits die wichtigen Weichen für Ihre weitere Laufbahn selbst stellen.
3. Nach dem Studium werden Sie sich in einer Konkurrenzsituation befinden. Mehr als die Noten zählen dann die zielbezoge-

nen Leistungen (z. B. Promotion, Praktika), die Beziehungen und die Geradlinigkeit, mit der Sie Ihr Langzeitziel ansteuern. Wer also schon zu Beginn des Studiums weiß, wo er in etwa in 20 Jahren ankommen will, ist gegenüber den meisten anderen sehr stark im Vorteil, weil bereits während des Studiums entscheidende Vorbereitungen getroffen werden können.

4. Nach dem Studium sollten Ihnen Ihre Leistungen und Beziehungen eine Stelle an einer größeren Klinik bei einem Chef mit voller Weiterbildungsermächtigung für Ihr Wunschfach ermöglichen.

5. Bedenken Sie, dass es in den meisten Fächern weniger problematisch ist, eine AiP-Stelle zu bekommen, als anschließend als Assistent übernommen zu werden.

6. Eine eigene Praxis aufmachen ist kein Zuckerschlecken. Niedergelassene Ärzte tragen das volle unternehmerische Risiko, haben indes aber nur sehr begrenzte Möglichkeiten zur Expansion. Um hier erfolgreich zu sein, müssen Sie sich auf diesen Schritt genauso intensiv vorbereiten wie auf eine wissenschaftliche Laufbahn.

Fazit: Durch ein effektives Studium, in dem Sie bereits frühzeitig Pluspunkte für Ihr langfristiges Wunschfach und den angestrebten Arbeitsbereich (Uni, Klinik, Labor, Praxis …) sammeln, schaffen Sie die Voraussetzungen für eine gute Eingangsstelle und damit für eine erfolgreiche berufliche Laufbahn. Wer nur das macht, was alle machen (Examina bestehen), hat deutlich geringere Chancen.

2.2 Eine Vision schaffen.
Das Spektrum eingrenzen.

Die wenigsten zufriedenen oder erfolgreichen Ärzte haben bereits während des Studiums ihr zukünftiges Arbeitsleben klar vor sich gesehen. Es ist auch niemandem garantiert, dass sein Fernziel erreichbar ist. Oft ergeben sich während der Ausbildung unverhoffte Möglichkeiten, die zur Kursänderung führen. Familiäre oder gesundheitliche Veränderungen können Ihren Berufsweg beeinflussen. Jedoch ist die Vision eines weit entfernten Ziels der wesentliche Motor, der Sie nicht an kleinen Rückschlägen verzweifeln lässt. Eine Vision, die über eine Reihe von Teilzielen erreichbar ist, gibt Ihnen Kraft, mehr aus sich herauszuholen und sich nicht mit dem zufrieden zu geben, was der Zufall Ihnen übrig lässt. Ihre Vision zwingt Sie, sich frühzeitig zu informieren, die Nähe zu Leuten zu suchen, die Ihnen weiterhelfen können, und Ihr Schicksal selber in die Hand zu nehmen. Sie gestalten Ihr Leben selbst und behalten so die Macht über sich. Das heißt, es ist keineswegs sinn-los, sich vorzunehmen, Nobelpreisträger, Klinikdirektor oder ge-schätzter Landarzt in einem gesperrten Niederlassungsbereich zu werden. Wenn Sie langfristig darauf hinarbeiten, lernen Sie zwangsläufig die Leute kennen, die Ihnen sagen, wie Sie es an-packen müssen, und die Sie in Ihrem Weg unterstützen können.

Da wohl kaum jemand während der ersten Semester bereits die Auswahl der Möglichkeiten überblicken kann, sollten Sie Ihr Zielfeld langsam eingrenzen. Hierzu ist es notwendig, dass Sie sich zunächst für einen Tätigkeitsbereich (Kliniker oder Forscher), dann für den operativen oder nicht operativen Bereich entschei-den. Schrittweise engen Sie Ihr Interesse weiter auf 1 oder 2 Fach-gebiete (Gynäkologie, Pathologie ...) und anschließend auf den Ort Ihrer Tätigkeit (Klinik, Praxis, Amt, Forschungslabor) ein.

2.3 Die Tätigkeitsbereiche.
Klinik, Praxis, Labor, Büro.

▨ **Klinische Tätigkeiten.**
Aufgabe eines Klinikers ist die ärztliche Betreuung und Behandlung von Patienten. In der Regel entspricht es der Motivation von Stu-dienanfängern, akut Kranke zu heilen, Verletzte zu behandeln, chronisch Kranke zu betreuen oder Sterbender Leiden zu lindern. Insofern sehen Studienanfänger sich oft in der aus dem Fernsehen vertrauten Rolle des mit Blaulicht fahrenden Notarztes, des Kran-kenhausarztes, des auf Hausbesuch kommenden Familienarztes oder des nimmermüden *Emergency-room*-Doktors. Kriminalisti-sche Vorbilder wie Quincy aus der Rechtsmedizin versprechen ein ebenso erfülltes Leben wie die Erinnerungen an Männer wie Sauer-bruch oder Semmelweis, die sich in der Medizin durch heraus-ragende klinische Leistungen ein Denkmal gesetzt haben. Dennoch, kein Arzt fährt von morgens bis abends lebensrettende Notarztein-sätze. Notärzte müssen überwiegend Transporte von Schwerkran-ken, die sie kaum kennen, zwischen Krankenhäusern begleiten. Hausbesuche von Kinderärzten oder Allgemeinmedizinern werden immer seltener, da sich von 25,– bis 30,– DM Vergütung pro Be-such inklusive Anfahrt keine Arztpraxis mehr finanziell über Was-ser halten lässt. Dr. Ross wird den *emergency room* sicher nicht bis zum 50. Lebensjahr als Arbeitsplatz schätzen. Solche Aufgaben kann man vorübergehend, im Alter zwischen 25 und 35 Jahren, im Rahmen seiner Weiterbildung übernehmen. 55-jährige Ärzte wer-den in der Regel in solchen Bereichen nicht mehr eingesetzt und

wollen das auch gar nicht mehr. Obwohl die Realität nicht ganz dem Medienimage entspricht, eröffnet sich für klinisch tätige Ärzte ein riesiges Spektrum an Möglichkeiten. Das Arbeitsgebiet eines Krankenhausarztes mit seinen Verpflichtungen zur Behandlung von Patienten auf Station und in der Ambulanz, die Lehraufgaben bei der ärztlichen Aus- und Weiterbildung, und auch die Möglichkeiten zur wissenschaftlichen Arbeit wird jeder Student während des Studiums, den Famulaturen und dem praktischen Jahr kennen lernen. Man erhält bereits einen umfassenden Einblick in die Tätigkeitsfelder von Klinikern. Überlegen Sie also, ob Sie gerne mit einem Ihrer Lehrer oder Ausbilder tauschen würden.

Das Arbeitsspektrum eines niedergelassenen Arztes kennen Sie von eigenen Arztbesuchen. Allerdings sehen Sie hier nur die Sprechstunden. Anschließend muss der Niedergelassene als Unternehmer die Kostenabrechnungen überprüfen, Verbrauchsmittel bestellen, sich über seine Pflichten als Ausbilder von Helferinnen informieren, Umsatz und Kosten analysieren und sich weiterbilden. Zusätzlich ist es für einen Praxisinhaber unabdingbar, die sich ständig ändernden Rahmenbedingungen (Kassenärztliche Vereinigung, Krankenkassen, Gesundheitsreformen) im Auge zu behalten. Diese wirtschaftlichen Aufgaben, auf die Ärzte weder im Studium noch in der Weiterbildung vorbereitet werden, erfordern ein hohes Maß an Selbstständigkeit, Lernfähigkeit und Flexibilität. Nur wer sich neben seiner medizinischen Weiterbildung auch auf diese Aufgaben vorbereitet, wird sich behaupten können.

■ Labor.

Wer nach den Erfahrungen der Doktorarbeit das Interesse an wissenschaftlicher Arbeit in den Mittelpunkt seines Arbeitslebens stellen möchte, erwägt vielleicht, die klinische Tätigkeit ganz aufzugeben. Institute für Biochemie, Physiologie, Anatomie, Pharmakologie, etc. beschäftigen Mediziner ausschließlich für die Forschung (und Lehre). Diese Entscheidung ist sorgfältig zu überlegen, da ein Wiedereinstieg in die Klinik anschließend nur unter bestimmten Voraussetzungen möglich ist. Grundsätzlich sind 1–2 Jahre reine Forschung in einem Grundlageninstitut für eine akademische Laufbahn sehr förderlich, wenn der anschließende Wechsel in die Klinik zu einem Chef, der das auch honoriert, bereits feststeht. Zu einem späteren Zeitpunkt gelingt der Wechsel meist nur noch durch besondere Beziehungen von Chef zu Chef oder bei unumgehbaren privaten Kontakten. Immerhin ist zu bedenken, dass ein Kollege, der zwar die Gene rauf und runter sequenzieren kann, jedoch noch nie einen Blutdruck eingestellt hat, ab einem gewissen Alter eher als Belastung für die anderen Mitarbeiter angesehen wird. Wer direkt nach dem Studium die Klinik verlässt, hat nicht einmal die klinischen Mindestzeiten, die für eine etwaige Niederlassung als praktischer Arzt benötigt werden.

Wer dauerhaft auf den Kontakt zu Patienten verzichten will, der muss in der Forschung Vollgas geben. In der reinen biomedizinischen Forschung konkurrieren Ärzte mit Biologen und Biochemikern, die – bedingt durch ihre Ausbildung – Medizinern methodisch und theoretisch meist weit voraus sind. Der Arbeitsalltag im Labor ist terminlich sicher nicht so streng organisiert, wie eine Krankenstation oder Ambulanz. Obwohl die Atmosphäre in jedem Labor unterschiedlich ist, werden zeitliche Freiräume zum Lesen, Diskutieren und Probieren gegeben. Dennoch handelt es sich um ein knallhartes Business, in dem man nur überleben kann, wenn man permanent Geniales produziert. Die erste Stufe ist das Erlernen von Methoden, mit denen die erste Zeit produktiv gearbeitet werden muss. Sind die ersten Arbeiten publiziert, erwartet der Chef meist finanzielle Unabhängigkeit von seinem Budget. Es müssen also Finanzmittel für weitere Arbeiten selbst aufgetrieben werden. Es gilt dann, permanent Forschungsanträge zu schreiben und bei Stiftungen und möglichen Geldgebern einzureichen, um sich eine MTA-, eine Doktoranden- und im schlimmsten Fall sogar die eigene Stelle finanzieren zu können. Geld für Sachmittel wie Computer, Analysegeräte und Ersatz der ständig veraltenden Software ist zu besorgen. Nebenbei muss man sich einen Überblick über die aktuelle Literatur schaffen, um geniale Ideen formulieren zu können. Mitarbeiter wollen angeleitet und gefördert werden. Alles wäre eigentlich ganz einfach, wenn es immer problemlos liefe, aber Experimente klappen oft erst im 20. Anlauf. Der Stromausfall der Tiefkühltruhe am Wochenende vernichtet die Arbeit der letzten Monate oder ein Doktorand verpilzt alle Zellkulturen. Manchmal ist auch die Biologie anders, als man es sich erhofft hat. Mal wird ein Finanzierungsantrag, an dem man wochenlang gesessen hat, nach 6 Monaten Bearbeitungsdauer abgelehnt. Gelegentlich wird eine wichtige Publikation nicht angenommen. Schließlich hat die Konkurrenz immer die besseren Antikörper, die schnellere Analysesoftware und die saubereren Konstrukte. Frustphasen sind im Forscherleben also vorprogrammiert, so dass eine gewisse Stehaufmentalität in diesem Bereich unverzichtbar ist. Um so schöner, wenn dann mal was geklappt hat, die halbe Million Forschungsmittel auf dem Drittmittelkonto eingetroffen ist oder das Paper zur Publikation angenommen wurde. Wer diesen Weg einschlagen will, träumt bald vom fleißigen Publizieren und der Habilitation. Nur so kann die Bewerbungstour auf C3- und C4-Professuren beginnen, wo es dann bald wieder eng wird. Wer

2

hier nichts Außergewöhnliches zu bieten hat (mit 35 Jahren 50 Publikationen, davon einige in Journalen wie *Nature* oder *Science*), der muss schon viel Kleinvieh einbringen, um sich durchsetzen zu können. Die Gefahr, mit fortschreitendem Alter an den alten bewährten Lieblingsthemen hängen zu bleiben, ist groß, da nicht jeder mit dem hohen Tempo, mit dem neue Methoden und Inhalte aufkommen, mithalten kann.

Wer gerne forscht, aber sein Seelenheil nicht ausschließlich von Gelbanden und Fliegengenen abhängig machen will, der kann auf Fächer ausweichen, in denen eine gewisse paraklinische Tätigkeit mitgeleistet wird. So sind z.B. Mikrobiologen an universitären Instituten überwiegend, aber nicht ausschließlich in der Forschung tätig. Sie müssen auch die klinische Routine der Probenverarbeitung und Serologiebefundung mit abdecken. Ähnliches findet sich mancherorts auch in der Humangenetik oder Immunologie.

▓ Behörden.
Viele Ärzte sind auch bei Behörden, Kranken- oder Rentenkassen beschäftigt. Hier müssen vor allem gutachterliche Aufgaben übernommen werden. D.h. anhand der verfügbaren Arztberichte oder auch der eignen Untersuchung muss der Gesundheitszustand einer Person beurteilt werden, um entscheiden zu können, ob eine Gefängnishaft zumutbar ist, ob ein Rentenanspruch besteht oder ob eine Pflegebetreuung gerechtfertigt ist. Bei staatlichen Ämtern besteht z.B. die Aufgabe, die Einhaltung der Seuchengesetze zu überwachen. Nicht die Behandlung, sondern die sozialmedizinische Beurteilung von Kranken steht hier im Mittelpunkt. Der Vorteil liegt eindeutig in den geregelten Arbeitszeiten, der Möglichkeit zu Halbtagstätigkeiten und (so schien es immer) in dem sicheren Arbeitsplatz.

2.4 Die Fachgebiete.
In Deutschland muss man Facharzt werden.

Im Folgenden sind die derzeit verfügbaren Fachgebiete, in denen eine Facharztbezeichnung erworben werden kann, aufgeführt. Das Zulassungsverfahren obliegt der jeweiligen Landesärztekammer. Die Angaben für Weiterbildungszeiten und anrechenbare Fächer sind der Weiterbildungsordnung für die Ärzte Bayerns entnommen und können in anderen Bundesländern geringfügig abweichen. Detailliertere Informationen erhalten Sie bei den zuständigen Landesärztekammern.

Unterschieden werden Fachgebiete (Anästhesiologie, Innere Medizin ...), Schwerpunkte (Rheumatologie, Unfallchirurgie ...) und Bereiche (Psychoanalyse, Tropenmedizin ...).

Facharzt für Allgemeinmedizin

Allgemeinmediziner unterscheiden sich von den Praktischen Ärzten und von Ärzten ohne Zusatzbezeichnung durch eine weitreichende Qualifikation. Sowohl Praktische Ärzte als auch Internisten und Allgemeinmediziner können die Funktion eines Hausarztes übernehmen, doch hat nur der Allgemeinmediziner sein breit gefächertes Wissensspektrum auch nachweislich erworben. Von den 5 Jahren Weiterbildungszeit müssen die Fächer der Inneren Medizin, Chirurgie und Pädiatrie über jeweils mindestens 6 Monate absolviert worden sein. Obwohl im Gegensatz zu anderen Ländern in Deutschland Patienten nicht untersagt ist, sich primär an einen Spezialisten zu wenden, sind Allgemeinmediziner in der Regel die erste Anlaufstelle für Patienten. Niedergelassenen Allgemeinärzten obliegt die schwierige Aufgabe, aus den 60–100 Patienten, die sie am Tag sehen, die wenigen herauszufinden, die eine fachärztliche oder gar stationäre Behandlung benötigen. Diese Filterfunktion hat auch eine große sozialmedizinische Bedeutung. Erste Symptome ernster Erkrankungen müssen schnellstmöglich erkannt werden, um eine Behandlung durch Spezialisten im frühen Stadium zu ermöglichen. Auf der anderen Seite müssen eine Unzahl von Versorgungsleistungen (Krankschreibung bei Schnupfen, Dauermedikation rezeptieren, Blutzucker- und Blutdruckkontrollen ...) möglichst kostensparend unter Vermeidung weiterer Facharztkonsultationen erbracht werden. Die meisten Allgemeinmediziner reizt an ihrem Fach die Funktion des Familienarztes: die Familie als Ganzes in ihrem sozialen Umfeld zu kennen und so zielorientierte Prophylaxe von Krankheiten bereits frühzeitig anzuraten. Allerdings muss ein Allgemeinarzt für die Familie auch zu jeder Zeit und in allen Lebenslagen erreichbar sein, was insbesondere in der Funktion des Landarztes noch am ehesten einer Berufung entspricht. In den meisten Klein- und Großstädten übernimmt der kassenärztliche Notdienst nachts und am Wochenende die Versorgung. Allgemeinärzte sind aber zur Teilnahme am Notdienst verpflichtet.

Um bei der Vielzahl niedergelassener Ärzte „konkurrenzfähig" bleiben zu können, bieten viele Allgemeinärzte weitere von Patienten geschätzte Leistungen wie Naturheilverfahren, Akupunktur oder Psychotherapie an. Dabei ist das Spektrum der zu beherrschenden Techniken auch so schon umfangreich genug. So schreibt die Weiterbildungsordnung u.a. folgende Fähigkeiten vor: Wiederbelebungsmaßnahmen, EKG, Lungenfunktion, Doppler-Untersuchung der Gefäße, Rektoskopie, Betreuung Sterbender, Wundversorgung, Lokal- und Leitungsanästhesie sowie Gipsverbände. Im Zuge der europaweiten Vereinheitlichung der Richtlinien soll die Funktion des Hausarztes in Zukunft gestärkt werden. Eine Abschaffung des Facharztes für Allgemeinmedizin im Sinne einer Einigung auf den kleinsten Nenner ist in diesem Zusammenhang auch schon diskutiert worden. Derzeit bilden Allgemeinmediziner noch das Schlusslicht auf der Rangliste der Ärzteeinkommen, was durch den hohen Anteil der schlecht vergüteten Beratungen und den niedrigen Anteil an gut bezahlten technischen Untersuchungen bedingt ist.

Die Weiterbildungszeit beträgt 5 Jahre, wovon mindestens 1 Jahr auf einer Inneren Station, $\frac{1}{2}$ Jahr in der Chirurgie und $\frac{1}{2}$ Jahr in der Pädiatrie zu leisten sind. Bis zu 18 Monate können aus der Gynäkologie und Orthopädie angerechnet werden. Nur 6 Monate werden aus etlichen anderen klinischen Fächern anerkannt. Bis zu 3 Jahre können – aber mindesten $1\frac{1}{2}$ Jahre müssen – in einer Allgemeinarztpraxis geleistet werden. Zusätzlich muss ein von der Ärztekammer veranstalteter 80-stündiger Kurs zur Allgemeinmedizin besucht werden.

Facharzt für Anästhesiologie

Die Anästhesiologie umfasst die Methoden der lokalen und allgemeinen Anästhesie sowie die Überwachung der Vitalfunktionen während operativer Eingriffe. Insofern sind die allermeisten Anästhesisten in Krankenhäusern mit operativen Abteilungen angestellt. Anästhesiologie bildet aber ein eigenes Fachgebiet und untersteht nicht direkt den Chirurgen. Im Gegenteil, wenn ein Chirurg operieren will, muss er sich zunächst einen Anästhesisten für die Narkose suchen. Da die meisten Operationen elektiv, d.h. geplant, am Vormittag erfolgen, ergeben sich in diesem Bereich gute Möglichkeiten für Halbtagsstellen, die Ärztinnen mit Kinderwunsch ermöglichen, ihren Beruf später weiter auszuüben. Allerdings müssen für die regelmäßig anfallenden ungeplanten Eingriffe Anästhesisten wie Chirurgen viele Nacht- und Wochenenddienste auch an Weihnachten und Silvester leisten. Anästhesisten sind aber nicht nur Narkoseärzte, sondern auch auf intensivmedizinische Behandlung spezialisiert. Auf Intensivstationen ist Schichtdienst Pflicht, was mit zunehmendem Alter immer weniger willkommen wird. Anästhesisten bestreiten oft den für viele Ärzte attraktiven Notarztdienst inklusive Hubschrauberrettung. Das liegt daran, dass sie aufgrund ihres Fachgebiets viel Erfahrung mit der Stabilisierung von Herz-Kreislauffunktion, Wiederbelebungsmaßnahmen und Schmerztherapie haben. Da Anästhesisten vom Säugling bis zum Greis Patienten aller Fachgebiete behandeln, müssen sie über genaueste Kenntnisse von Wirkung, Nebenwirkung, Wechselwirkungen und Dosierungen einer Vielzahl von Medikamenten verfügen. Zu wissen, wie man bei einem Patienten, der mit 10 verschiedenen Medikamenten vorbehandelt ist, jetzt schnell den Blutdruck mit einem 11. Medikament stabilisieren kann, ohne dass Wechselwirkungen oder unerwünschte Wirkungen auftreten, erfordert ein großes Maß an Erfahrung, Entscheidungsfreudigkeit und Verantwortungsgefühl. In vielen Zentren führen Anästhesisten darüber hinaus Schmerzambulanzen, in denen Patienten mit chronischen und schweren Schmerzzuständen behandelt werden. Hier kommen auch teilweise sogenannte „alternative" Therapiemethoden wie die Akupunktur zum Einsatz.

Auch eine Niederlassung ist für Anästhesisten möglich, da viele kleinere Krankenhäuser oder ambulant operierende Chirurgen Anästhesisten für Eingriffe „buchen". Mancherorts halten niedergelassene Anästhesisten Operationsräume bereit, für die sich niedergelassene Chirurgen zum ambulanten Operieren anmelden. Solche Einrichtungen erfordern allerdings große Investitionen.

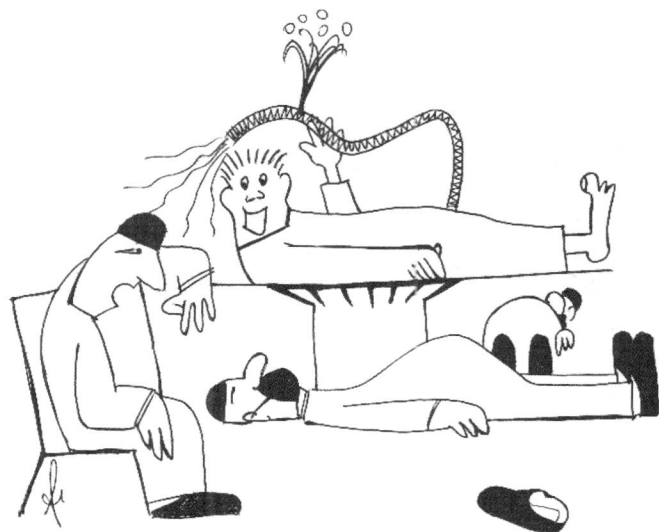

„Hey Leute, aus diesem Schlauch zischt Gas …, Hallo?"

Aufgrund der Risiken ihres Arbeitsgebiets benötigen Anästhesisten eine gute Berufshaftpflichtversicherung, denn nicht selten werden Narkoseärzte für Komplikationen während einer Operation verantwortlich gemacht. Ob die spastische Lähmung eines Kindes infolge von Sauerstoffmangel während des Kaiserschnitts durch einen Narkosefehler bedingt war, müssen dann die Gerichte entscheiden. Solche Vorwürfe kann nicht jedermann verkraften, vor allem wenn sie doch mal gerechtfertigt sind. Auch Ärzte machen Fehler.

Die Weiterbildungszeit beträgt 5 Jahre, davon 4 Jahre im operativen Bereich und 1 Jahr Intensivstation. Maximal 1 Jahr kann aus anderen Fächern (Chirurgie, Pharmakologie …) angerechnet werden. 1 Jahr Praxistätigkeit wird anerkannt.

Facharzt für Arbeitsmedizin

Arbeitsmediziner sind spezialisiert auf die Verhütung und Erkennung von berufsbedingten Unfällen und Erkrankungen. Erscheint der Nackenschmerz eines Büroangestellten noch als medizinische Banalität, so müssen in Bergwerken, großen Industrieanlagen, Atomkraftwerken, bei Berufstauchern oder Flugpersonal Spezialkenntnisse verfügbar sein, die im Studium kaum angesprochen werden. Einstellungsuntersuchungen, Überprüfungen der Unfallverhütungsvorschriften, Routineuntersuchungen bei speziellen Berufsrisiken und die Einleitung von berufsfördernden Rehabilitationsmaßnahmen bestimmen den Arbeitsalltag von Arbeitsmedizinern. In großen Industriebetrieben ist eine Vielzahl von Berufsgruppen mit ganz unterschiedlichen Berufsrisiken zu betreuen. Das geschieht in Großbetrieben in einer betriebseigenen Praxis oder aber in freier Praxis zur Betreuung vieler kleinerer Betriebe. Im Zuge der europaweiten Vereinheitlichung der Vorschriften wird von einem starken Mehrbedarf an Arbeitsmedizinern in den nächsten Jahren ausgegangen. Nacht- und Wochenenddienste sind in der Arbeitsmedizin nur in wenigen Bereichen notwendig (z.B. Flughafenarzt).

Die Weiterbildungszeit beträgt 4 Jahre, davon 2 Jahre Innere Medizin (1 Jahr Akutkrankenhaus). 2 weitere Jahre sind in einer arbeitsmedizinischen Institution zu absolvieren, inklusive eines 3-monatigen theoretischen Kurses über Arbeitsmedizin.

Facharzt für Augenheilkunde

Augenärzte müssen alle Augenkrankheiten von Fehlsichtigkeit und Schielen bis hin zu Tumorerkrankungen oder Verletzungen behandeln können. Der Augenarzt betreut Patienten jeden Alters, den Säugling wie den blinden Greis. Das Spektrum der notwendigen Fähigkeiten geht über die Brillenversorgung bis hin zu hochspezialisierten Augenoperationen (Hornhauttransplantation). Die meisten Augenärzte arbeiten nach ihrer Facharztausbildung in eigener Praxis, wo operative Fähigkeiten kaum mehr gefordert sind. Da Patienten für Augenoperationen oft von weit her in die Großkliniken reisen, besteht ein deutlicher Unterschied zwischen der Tätigkeit in der Klinik und in der Praxis. Die Brillenversorgung macht einen großen Teil der ambulanten Versorgung von niedergelassenen Augenärzten aus. Allerdings ergeben sich auch Möglichkeiten in Kooperation mit kleineren Krankenhäusern, die über keine eigenen Augenärzte verfügen, Operationen nach dem Belegarztsystem durchzuführen. Die Ophthalmologie ist ein sehr begehrtes Fach, da hier die Kooperation der Patienten durch den hohen Leidensdruck hoch ist. Die medikamentöse Therapie ist überschaubar. Nur in der Klinik sind Nacht- und Wochenenddienste zwingend.

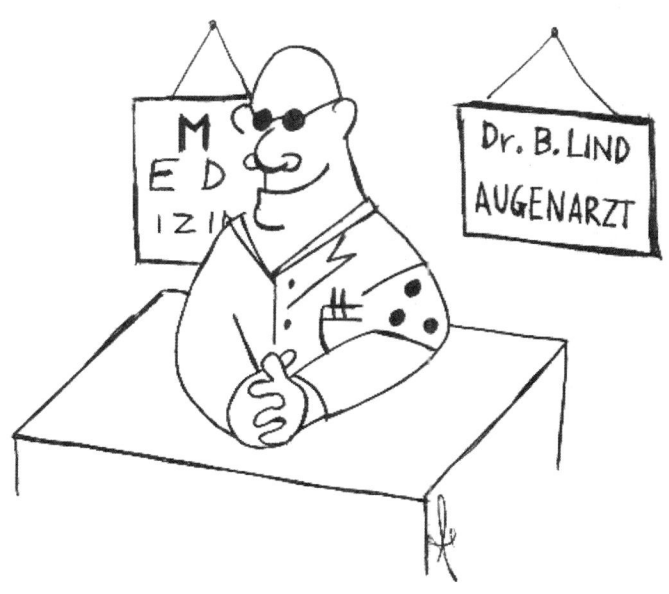

2

Das große Problem für Jungmediziner ist die geringe Zahl an Weiterbildungsstellen. Fast ausschließlich an Universitätskliniken werden Fortbildungsstellen angeboten. Die Nachfrage und damit Konkurrenz um die wenigen Stellen ist groß. Da es keine anderen Fächer gibt, die auf die Weiterbildungszeit zum Augenarzt angerechnet werden, verliert man Zeit, wenn man nach dem Studium erst auf ein anderes Fach ausweicht. Für die Ophthalmologie gelten die Empfehlungen dieses Buches ganz besonders. Ohne frühzeitiges Sammeln von Erfahrungen, Beziehungen, eine ausgezeichnete Promotion in der Ophthalmologie und das PJ-Tertial haben Sie kaum eine Chance, sich gegenüber den vielen Mitbewerbern durchzusetzen.

Die Weiterbildungszeit beträgt 5 Jahre, wovon 2 Jahre bei niedergelassenen Augenärzten abgeleistet werden können.

Facharzt für Chirurgie

Chirurgen behandeln Verletzungen oder Erkrankungen, für die in erster Linie operative Verfahren geeignet sind. Die Chirurgie ist ein „großes" Fach. In jedem Kreiskrankenhaus gibt es eine chirurgische Abteilung mit Weiterbildungsstellen. Hier werden die häufigen operativen Eingriffe (Blinddarmentzündung, Dickdarmkrebs, Kropf-OP, Verletzungen, Knochenbrüche, Amputationen) routinemäßig durchgeführt. Durch das große Spektrum der chirurgischen Erkrankungen (Herzklappenfehler beim Säugling, Magenkrebs, Hirntumor, Beinbruch, Gefäßverschluss) hat sich aber auch eine erhebliche Spezialisierung ergeben. Aus Sicht des Patienten ist es für geplante Eingriffe durchaus wünschenswert zu wissen, dass der Operateur den Eingriff schon tausendmal erfolgreich durchgeführt hat. Bei Notfalleingriffen wünscht man sich dann aber doch lieber einen Allroundchirurgen. Wer will schon nachts am Magendurchbruch von einem diensthabenden Chirurgen operiert werden, der seit Jahren überwiegend handchirurgische Operationen ausführt. Spezielle Eingriffe werden daher in Zentren ausgeführt. Hierzu gehören Herzoperationen, handchirurgische Eingriffe oder Organtransplantationen. Dennoch gibt es in der Chirurgie nur 4 Schwerpunkte:

1. Viszeralchirurgen behandeln Erkrankungen, Verletzungen oder Fehlbildungen von inneren Organen vor allem der Bauchhöhle aber auch der Schilddrüse.
2. Thoraxchirurgen behandeln Erkrankungen der Brusthöhle mit Ausnahme des Herzens. Am häufigsten geht es um die Operation von gut- oder bösartigen Lungentumoren.

3. Unfallchirurgen bemühen sich um Verletzungen und deren Folgen am Bewegungsapparat, von Kopf, Hals und in Brust- und Bauchhöhle.
4. In der Gefäßchirurgie werden Erkrankungen, Verletzungen oder Fehlbildungen der Arterien, Venen und Lymphgefäße behandelt. Operationen von Krampfadern und arteriellen Durchblutungsstörungen durch Gefäßverkalkungen stehen in diesem Gebiet im Vordergrund.

Die Chirurgie übt auf junge Ärzte eine große Anziehung aus, da Patienten durch eine konkrete Eigenleistung geheilt werden können. Die Unfallchirurgie betreut in höchstem Maße kooperierende Patienten. Die Dankbarkeit von Patienten ist ein wesentlicher Motivationsfaktor, von dem Ärzte in anderen Fachgebieten (Betreuung Süchtiger, Arbeitsmedizin, Innere Medizin) nur träumen können. In der Operationstechnik hat es während der letzten Jahre durch Weiterentwicklung endoskopischer (minimal-invasiver) Verfahren starke Veränderungen gegeben. Für die Zukunft werden weitere Entwicklungen durch die Computer- und Robotertechnologie erwartet. Diese Veränderungen können es jungen Ärzten ermöglichen, sich durch Kenntnisse in neuen, schonenderen Methoden einen Namen zu machen. Andererseits ist die Arbeitsbelastung von Chirurgen sehr groß. Nacht- und Wochenenddienste sind die Regel, was mit zunehmendem Alter als immer unangenehmer empfunden wird. Die Abhängigkeit von manuellen Leistungen bis ins hohe Alter ist ein Risikofaktor für die Berufsfähigkeit (wer auf einem Auge erblindet oder sich selbst die Hand bricht, wird kaum mehr operieren können).

Die Ausbildung ist sehr personenbezogen. Man ist der Schüler von Professor xy. Man lernt, was xy will, dass man es lernt. Mancher bekommt nie seinen Operationskatalog für die Facharztprüfung voll. Wer im kleinen Beziehungsgeflecht zwischen Kollegen, Oberarzt und Chef nicht mitzieht, kann schnell unter die Räder kommen. Nicht selten werden ungeliebte Kollegen oder die Schüler des Chefvorgängers vom Operieren „freigestellt", damit praktisch aufs Abstellgleis manövriert. Die Ausbildung zum Chirurgen erhält man zunächst immer im Krankenhaus. Eine Stelle zu finden ist nicht schwer, aber nicht jeder Chefarzt hat die volle Weiterbildungsermächtigung über die gesamte Facharztzeit. Ein notwendiger Wechsel kann aber problematisch werden, wenn man als Schüler von Professor xy in der Schule von Dr. yz unwillkommen ist. Daher gilt: Wenn möglich eine Stelle in einem Haus antreten, in dem die volle Weiterbildungsermächtigung besteht. Wenn in einer Klinik die volle Zeit nur durch mehrere Chefärzte gemeinsam vertreten wird, darauf achten, dass nicht einer von ihnen während der nächsten Jahre aus Altersgründen ausscheidet.

Auch als Chirurg kann man sich nach der Weiterbildungszeit niederlassen. Gerade das Konzept des ambulanten Operierens ist in den letzten Jahren stark propagiert, aber leider kaum gefördert worden, so dass viele Hoffnungen auf ambulante Möglichkeiten für Chirurgen wieder gedämpft wurden. Für viele bleibt die Niederlassung nur zweite Wahl, da sie ihre in vielen Jahren hart erkämpften Operationserfahrungen nur noch in sehr eingeschränktem Maße ausüben können. Allerdings gelingt es einigen gut kooperierenden Chirurgen und Anästhesisten ambulant eine Vielzahl von Eingriffen durchzuführen.

Die Weiterbildungszeit beträgt 5–6 Jahre von denen 1 Jahr in einer Praxis abgeleistet werden kann. Mindestens 6 Monate Intensivstation sind Pflicht. Tätigkeiten aus anderen chirurgischen Fächern werden bis zu 6 Monate auf die Weiterbildungszeit angerechnet. Da für die Facharztprüfung eine Anzahl von bestimmten, selbstständig durchgeführten Operation nachgewiesen werden müssen (Operationskatalog), dauert es jedoch oftmals wesentlich länger als 6 Jahre, bis das Pensum erfüllt ist. Die genaue Auflistung der notwendigen Operationen ist in den „Richtlinien über den Inhalt der Weiterbildung" aufgeführt und kann bei der zuständigen Ärztekammer angefordert werden.

Facharzt für diagnostische Radiologie

Die bildgebende Diagnostik ist die Domäne der Radiologen. Haben früher Internisten und Chirurgen ihre Röntgenaufnahmen noch selber angefertigt und befundet, so hat sich mit der Einführung neuer Schnittbildverfahren wie der Sonographie, Computertomographie und Kernspintomographie dieses Aufgabengebiet so ausgedehnt, dass im ambulanten und stationären Bereich diese Aufgaben von Radiologen übernommen wurden. In allen größeren Krankenhäusern sowie in eigener Praxis sind Radiologen tätig und bieten Weiterbildungsstellen an. Sie müssen die komplizierten physikalischen Grundlagen der Röntgentechnik und der Magnetresonanztechnik verstehen. Die rasante Fortentwicklung der technischen Möglichkeiten verlangt von ihnen ein hohes Maß an Flexibilität beim lebenslangen Lernen. Radiologen müssen die menschliche Anatomie bis ins kleinste Detail kennen. Sie müssen wissen, wie sich Erkrankungen, die in die Zuständigkeit sämtlicher Fachgebiete fallen, bei Patienten jeden Alters sowie bei ganz unterschiedlichen Methoden darstellen. Sie müssen bei unklaren

Befunden nicht nur beschreiben, sondern auch in der Lage sein, dem Kliniker eine Auswahl von Diagnosen an die Hand zu geben. Dies verlangt ein umfassendes Wissen der gesamten Medizin und ein ausgesprochenes Verständnis für Technik und Computertechnologie. Radiologen müssen zudem ein besonderes Raumverständnis haben, da mit den verschiedenen Methoden Bilder des Körperinneren in ganz unterschiedlichen Ebenen entstehen. Auf der anderen Seite brauchen sie sich nicht um die Verordnung von Medikamenten zu kümmern. Ihr Kontakt mit Patienten ist gering, was manchem Arzt entgegenkommt. Radiologen verbringen die meiste Zeit des Tages vor dem Bildschirm und diktieren die Befunde beim Anschauen der Bilder.

Kompliziertere Verfahren verlangen aber auch die Arbeit am Patienten. So ist beim Aufnehmen einer Magendarmpassage oder eines Darmkontrasteinlaufs eine gute Patientenführung notwendig. Für viele Radiologen ist der Bereich der interventionellen Radiologie besonders attraktiv. Für die Darstellung von Blutgefäßen oder Gallengängen nehmen sie in einem OP-ähnlichen Raum Punktionen in Arterien oder durch die Leber in die Gallengänge vor. Computertomographisch gezielte Punktionen von unklaren Tumoren müssen in fast jedes Organ durchgeführt werden können. Aufdehnen von Gefäßverengungen mit Katheterballons, Einbringen von Metallgeflechten zur Stabilisierung von Gallengängen oder Bronchien werden mancherorts von Radiologen ausgeführt.

Im Fachgebiet Radiologie gibt es 2 Schwerpunkte:
1. In der Kinderradiologie kommen alle modernen radiologischen Verfahren unter besonderer Berücksichtigung des Strahlenschutzes und von Spezialverfahren bei der Untersuchung von Kindern zur Anwendung.
2. Neuroradiologen arbeiten in neurologisch/psychiatrischen und neurochirurgischen Kliniken, wo sie sich auf die Besonderheiten der Erkrankungen des Gehirns und des Rückenmarks spezialisieren. Zu ihrem Aufgabengebiet gehört z. B. auch das Einbringen von kleinen Metallspiralen in rupturgefährdete Arterienaussackungen im Gehirn, ein besonders anspruchsvoller Eingriff. In Kliniken sind Nacht- und Wochenenddienste notwendig.

Die Niederlassung in eigener Praxis ist möglich, bedeutet aber einen enormen Investitionsaufwand. Mit mehreren Millionen Schulden im Genick für Geräte, die in spätestens 5 Jahren wieder veraltet sind, fahren niedergelassene Radiologen teilweise 24-Stunden-Schichten, um die Geräte auszulasten. Die wirtschaftlichen Zwänge sind für Praxisradiologen enorm, so dass derzeit bereits eine Kondensation auf Großpraxen stattfindet. Der Arbeitsaufwand in eigener Praxis ist sicher um ein Vielfaches größer als in der Klinik. So ganz nebenbei sollte der Radiologe im Sinne des Strahlenschutzes Patienten auch vor jeder unnötigen Untersuchung bewahren. Dennoch bleibt es von einem Praxisradiologen viel verlangt, ein nicht sicher indiziertes CT abzulehnen und damit Umsatz auszuschlagen.

Die Weiterbildungszeit beträgt 5 Jahre, davon 1 Jahr klinische Stationsarbeit. Angerechnet werden bis zu 6 Monate Nuklearmedizin oder Strahlentherapie. 2 Jahre können in einer Praxis abgeleistet werden.

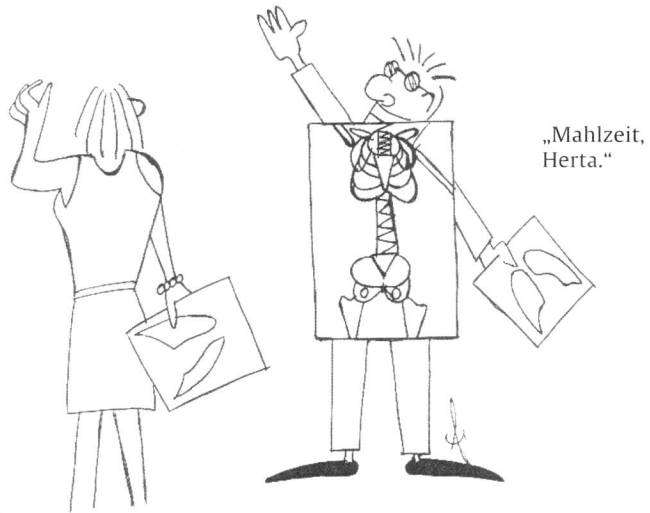

„Mahlzeit, Herta."

Facharzt für Frauenheilkunde und Geburtshilfe

Frauenärzte befassen sich mit Erkrankungen der weiblichen Geschlechtsorgane (Frauenheilkunde) und betreuen Schwangere (Geburtshilfe). Die Gynäkologie ist ein chirurgisches Fach. Gebärmutteroperationen, Sterilisationen und Kaiserschnitte gehören zu den häufigsten Operationen überhaupt. Großen Umfang nimmt auch die chirurgische und medikamentöse Behandlung von Tumorerkrankungen wie Brust-, Gebärmutter- oder Eierstockkrebs ein. Neben der Schwangerschaftsvorsorge, Geburtshilfe und Wochenbettbetreuung beleuchten die verschiedenen fakultativen Weiterbildungen für Gynäkologen das breite Tätigkeitsspektrum. In der Perinatalmedizin werden neue Verfahren zur Untersuchung des Fetus eingesetzt. Hierzu gehören auch Wiederbelebungsmaßnahmen beim Neugeborenen. In der gynäkologischen Endokrinologie und Reproduktionsmedizin werden hormonelle Störungen bei Frauen mit Kinderwunsch behandelt. Auch künstliche Befruchtungen werden durchgeführt. Da sich das Fachgebiet mit dem Intimbereich von Frauen beschäftigt, ist die Erwartungshaltung an das Auftreten und die Fähigkeiten des Arztes sehr hoch. Gynäkologen müssen sich in oft emotional geprägten Arzt-Patienten-Beziehungen sicher bewegen können. Der Zusammenhang von gynäkologischen Beschwerden oder Unfruchtbarkeit mit der Psyche hat das Gebiet der psychosomatischen Gynäkologie gestärkt.

Auch die Gynäkologie ist ein „großes" Fach. Entsprechende Abteilungen finden sich in jedem Kreiskrankenhaus. Eine Stelle zu finden, ist demnach nicht schwer. Allerdings muss, wie in anderen Fächern, darauf geachtet werden, ob der jeweilige Chef die volle Weiterbildungsermächtigung besitzt. Lange Nacht- und Wochenenddienste sind in der Klinik die Regel, allein schon wegen der Vorliebe von Babys, nachts zu kommen. Gynäkologen steht nach Ende der Weiterbildung sowohl die Tätigkeit in der Klinik als auch in freier Praxis offen. Die Investitionskosten für eine Praxis sind bei Gynäkologen vergleichsweise gering. Allerdings können die erworbenen chirurgischen Fähigkeiten nur dann noch weitergeführt werden, wenn es gelingt, eine Kooperation mit einer Belegarztklinik oder einem ambulanten Operationszentrum zu erreichen.

Die Weiterbildungszeit beträgt 5 Jahre, wovon mindestens 3 Jahre im Stationsdienst zu leisten sind. 2 Jahre können in einer Praxis abgeleistet werden. Bis zu 6 Monate werden aus der Humangenetik, Pathologie, Urologie oder Anatomie (je nach Bundesland auch andere Fächer) angerechnet.

Facharzt für Hals-Nasen-Ohrenheilkunde

Als HNO-Arzt betreut man Patienten jeden Alters mit Erkrankungen der Nase, Nasennebenhöhlen, Ohren, Rachen, Mund, Speicheldrüsen, Schlund, Mandeln und Kehlkopf. Es handelt sich ebenfalls um ein chirurgisches Fach, allein schon wegen der vielen Mund-/Nasemissbildungen sowie der Tumorerkrankungen des Kehlkopfs, der Speicheldrüsen und der Mundhöhle. HNO-Ärzte untersuchen und behandeln Erkrankungen des äußeren und inneren Ohres, die zur Hörminderung bis hin zur Taubheit führen. Die Hör- und Gleichgewichtstestung wie auch die Hörgerätverordnung gehören dazu. Allergische Erkrankungen der Schleimhäute wie auch die Behandlung von Stimm- und Sprachstörungen bieten die Möglichkeit zur weiteren Spezialisierung. Auf dem Gebiet der Schluckstörungen arbeiten HNO-Ärzte mit Neurologen und Gastroenterologen zusammen.

Die HNO gehört zu den „kleinen" Fächern, obwohl sie ein großes Krankheitsspektrum abdeckt. Weiterbildungsstellen gibt es nicht nur in den Universitätskliniken, sondern auch in anderen größeren Krankenhäusern. Trotzdem sind die verfügbaren Stellen sehr begehrt, so dass sich sorgfältige Vorbereitung auf eine Bewerbung bereits während des Studiums lohnt. Ein erheblicher Anteil der HNO-ärztlichen Aufgaben kann ambulant durchgeführt werden. Deswegen strebt die Mehrheit der HNO-Ärzte langfristig die Niederlassung an. Vergleichsweise wenige Führungspositionen stehen in Kliniken zur Verfügung, wo überwiegend die operativen Eingriffe durchgeführt werden.

Die Weiterbildungszeit beträgt 5 Jahre, davon mindestens 3 Jahre im Stationsdienst. Bis zu 6 Monate werden aus anderen chirurgischen Fächern, Anatomie oder Physiologie angerechnet. Maximal 2 Jahre aus Praxistätigkeit werden für die Facharztweiterbildung anerkannt.

Facharzt für Haut- und Geschlechtskrankheiten

Dermatologen behandeln alle Arten von Erkrankungen der Haut- und Geschlechtsorgane. Das Spektrum reicht von entzündlichen über allergische bis hin zu bösartigen Erkrankungen. Vor allem wegen letzterer ist auch die Dermatologie ein chirurgisches Fach, da bei Patienten mit Hautkrebs teilweise auch größere Operationen zur Entfernung von Lymphknotenmetastasen notwendig sind. Da sich viele Erkrankungen der inneren Organe zunächst an der Haut manifestieren können, müssen Hautärzte über umfangreiche Kenntnisse der internistischen Diagnostik verfügen. Gelegentlich sind sich Dermatologen und andere Spezialisten uneins darüber, welches Gebiet für die Behandlung des Patienten zuständig ist. Mancherorts dringen Dermatologen mit HIV- oder Lupus-Ambulanzen weit in andere Fachgebiete vor. Volkskrankheiten wie die Schuppenflechte, Haarausfall, Neurodermitis, Akne und Kontaktekzeme betreffen Patienten aller Altersgruppen. Das Verständnis für psychosomatische Auswirkungen von stigmatisierenden Hauterkrankungen ist von besonderer Bedeutung. Die Vielzahl allergischer Hauterkrankungen beheimatet die äußere Allergietestung in diesem Fachgebiet.

Der Reiz, durch einfaches Anschauen Diagnosen stellen zu können, macht die Dermatologie zu einem sehr begehrten Fachgebiet. Demgegenüber steht eine äußerst geringe Anzahl von Weiterbildungsstellen, da sich dermatologische Abteilungen in Deutschland fast ausschließlich innerhalb von Universitätskliniken befinden. Mehr noch als in der Augenheilkunde werden die wenigen Stellen an Ausgewählte vergeben. Wer nicht selber ausgezeichnete persönliche Beziehungen zum Direktorium hat, bekommt nur dann eine Chance, wenn er sich bereits während des Studiums eindeutige Pluspunkte, die über Spitzennoten weit hinausgehen, verschafft. Selbst als fleißiger PJ-Student wird man sicher nicht der Doktorandin des Chefarztes vorgezogen werden. Sich bei einer anderen als der „eignen" Unidermatologie zu bewerben, kommt einem Lotteriespiel gleich, wenn man nicht über imperative Beziehungen verfügt. Nach Abschluss der Weiterbildung gibt es noch ausreichende Möglichkeiten zur Niederlassung ohne Verteilungskämpfe. Die Investititionskosten für eine Hautarztpraxis sind gering.

Die Weiterbildungszeit beträgt 4 Jahre, davon mindestens 2 Jahre im Stationsdienst. Bis zu 2 Jahre können in einer Praxis abgeleistet werden.

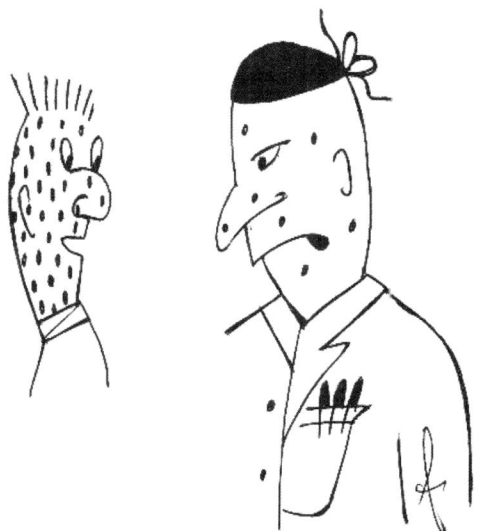

„Herr Doktor, jetzt mal ehrlich. Ist das ansteckend?"

2

Facharzt für Herzchirurgie

Herzchirurgen behandeln Missbildungen und erworbene Erkrankungen des Herzens inklusive der Herzkranzgefäße. Die Volkskrankheit der Herzkranzarterienverkalkung macht koronare Bypassoperationen zu einem Standardeingriff bei oft multimorbiden Patienten. Herzklappenersatz, aber auch Herztransplantationen müssen von Herzchirurgen vorgenommen werden. Während der Operation übernimmt eine Herz-Lungen-Maschine die Pumpfunktion des Herzens. Eine zusätzliche Spezialisierung für den Schwerpunkt Thoraxchirurgie ist auch für Herzchirurgen möglich.

Herzchirurgische Abteilungen finden sich nur an großen Universitätskliniken oder spezialisierten Zentren mit Intensivstationen und allen Möglichkeiten der modernen Diagnostik. Dementsprechend gibt es nur wenige Weiterbildungsstellen. Eine Niederlassung nach der Ausbildung ist in diesem Fachbereich nicht möglich, weswegen schon früh eine zusätzliche akademische Laufbahn mit Habilitation erwogen werden sollte. So kann nach Ende der Ausbildung evtl. eine gute Dauerstellung in der Klinik in verantwortlicher Position erworben werden.

Die Weiterbildungszeit beträgt 6 Jahre, davon mindestens 6 Monate auf einer Intensivstation.

Facharzt für Humangenetik

Humangenetikern obliegt die Labordiagnostik von vererbbaren Erkrankungen mit modernen molekularbiologischen Methoden. Anhand von Stammbaumanalysen und Labortests bestimmen sie das Risiko von genetisch bedingten Erkrankungen in der pränatalen Diagnostik. Hierzu gehört auch die Beratung von Paaren mit Kinderwunsch und die Unterstützung von Ärzten bei der Erkennung genetisch bedingter Erkrankungen. Praktisch handelt es sich um eine Laborarzttätigkeit, bei der ein großes Spektrum modernster, sich ständig erweiternder Methoden der Zytogenetik und Molekularbiologie beherrscht werden muss. In der Regel werden parallel Forschungsaufgaben übernommen, so dass in diesem Fachgebiet die akademische Laufbahn naheliegt. Trotzdem steht Humangenetikern die Möglichkeit zur Niederlassung oder zum Zusammenschluss in einer klinisch-chemischen Laborpraxis offen.

Die Weiterbildungszeit beträgt 5 Jahre, davon 1 Jahr im klinischen Stationsdienst eines anderen Fachgebiets, 2 Jahre in der genetischen Beratung, 1 Jahr in einem zytogenetischen Labor und 1 Jahr in einem molekularbiologischen Labor. 1 Jahr kann in einer humangenetischen Praxis abgeleistet werden.

Facharzt für Hygiene und Umweltmedizin

Dieses Fachgebiet umfasst die Erkennung, Erfassung und Vermeidung von infektiösen und toxischen Gefahrenquellen im täglichen Leben. Mit Methoden der mikrobiologischen und toxikologischen Diagnostik werden Stichproben, z.B. aus Krankenhausküchen, Schlachthäusern, Operationssälen, Sanitäranlagen, Futtermittelbetrieben oder Wasserproben auf ihren Gehalt an Giftstoffen und Krankheitserregern untersucht. Der Hygeniker muss anhand von Grenzwerten, gesetzlichen Bestimmungen oder individuellen Gegebenheiten entscheiden, ob sich aus den Resultaten eine Gefahr für Mensch und Tier ergibt. Teilweise überschneiden sich hier die Gebiete der Toxikologie, Mikrobiologie und Rechtsmedizin. Im Gegensatz zu diesen patientenbezogenen Fächern hat die Hygiene und Umweltmedizin mehr die Allgemeinheit im Visier. Die Ausbildung erfolgt in entsprechenden Hygieneinstituten mit großen Laboreinrichtungen. Nacht- und Wochenenddienste sind selten. Der geregelte 8-Stunden-Tag herrscht vor.

Die Weiterbildungszeit beträgt 5 Jahre, wovon 1 Jahr in einem klinischen Fach abgeleistet werden muss. Angerechnet werden bis zu $1^1/_2$ Jahre Weiterbildung in den Fächern Mikrobiologie oder Pharmakologie/Toxikologie oder 6 Monate in der Rechtsmedizin bzw. Pathologie. 2 Jahre Praxistätigkeit werden anerkannt.

Facharzt für Innere Medizin

Internisten behandeln nicht chirurgische Erkrankungen aller inneren Organe, Stoffwechsel- sowie entzündliche Muskel- und Gelenkerkrankungen. Die Innere Medizin ist das größte medizinische Fachgebiet mit den meisten Weiterbildungsstellen. In jedem Kreiskrankenhaus gibt es mindestens eine Medizinische (Interne) Abteilung. Internisten und Chirurgen sind oftmals eng aufeinander angewiesen. Internisten benötigen den Chirurgen zur Operation von Tumorerkrankungen, Bypassversorgung oder Transplantation von inneren Organen. Chirurgen benötigen Internisten zur Mitbehandlung ihrer multimorbiden Patienten mit internistischen Begleiterkrankungen. Bluthochdruck, Diabetes, Lungenentzündung, Herzinfarkt, Gicht, Gelenkrheumatismus, Schilddrüsenfunktionsstörungen, Leberzirrhose, Magengeschwür ... die Liste der internistischen Volkskrankheiten ist lang. Dementsprechend lang ist die Liste der Spezialisierungsmöglichkeiten in der Inneren

Medizin. Übernehmen niedergelassene Internisten ohne weitere Spezialisierung heute fast überwiegend nur noch Hausarzttätigkeiten, so besteht der Trend zum Erwerb mindestens einer, wenn nicht zweier Schwerpunktbezeichnungen. Folgende Qualifikationen können erworben werden:

2

- *Angiologen* diagnostizieren und behandeln Gefäßkrankheiten, wobei die Volkskrankheiten Arterienverkalkung (Raucherbein) und Krampfadern sowie Beingeschwüre ganz im Vordergrund stehen. Angiologen müssen sich mit modernsten Ultraschallverfahren zur Blutflussmessung auskennen. In einigen Zentren können sie sich auch im Bereich der interventionellen Angiologie fortbilden, indem sie Ballonerweiterungen von Gefäßverengungen oder -verschlüssen vornehmen. Dieses junge Gebiet wird wahlweise von Radiologen oder Angiologen versorgt.
- *Endokrinologen* behandeln Erkrankungen der inneren Drüsen, die zu verminderter oder überschießender Hormonsekretion führen. Schilddrüsenerkrankungen und Diabetes gehören zu den häufigsten Krankheitsbildern dieses Fachgebiets.
- *Gastroenterologen* behandeln Magen-Darm-Krankheiten von der Speiseröhre bis zum Anus. Auch Krankheiten der Bauchspeicheldrüse und Leber gehören dazu. Das Spektrum reicht von Notfällen (akute Magenblutung), über chronische Erkrankungen (Colitis ulcerosa) bis hin zu einer Vielzahl von bösartigen Erkrankungen (Magen-, Darm-, Leber-, Speiseröhren-, Bauchspeicheldrüsen- und Gallengangskrebs). Als Besonderheit nehmen Gastroenterologen endoskopische Untersuchungen des Magens, des Dickdarms und der Gallenwege vor. Neben der Kardiologie ist die Gastroenterologie ein „großes" Fach innerhalb der Inneren Medizin, was bedeutet, dass in jedem Kreiskrankenhaus ein Gastroenterologe benötigt wird. In den meisten Kliniken in Deutschland gibt es eigenständige gastroenterologische Abteilungen mit einer Chefarztposition. Auch niedergelassene Gastroenterologen haben wegen der kostspieligen endoskopischen Untersuchungen ein gutes Auskommen. Der großen Nachfrage steht allerdings auch eine Vielzahl von Magen-Darm-Spezialisten gegenüber.
- Von dem Fachgebiet der *Hämatologie* und *internistischen Onkologie* werden Tumorerkrankungen aller Art behandelt. Dabei handelt es sich um Patienten mit verschiedenen Leukämiearten und Lymphknotenerkrankungen sowie mit soliden Tumoren aller inneren Organe. Zu den Aufgaben von Onkologen gehört es, festzulegen, ob ein Tumorleiden operiert, bestrahlt oder mit Chemotherapie bzw. Hormonen behandelt wird. Chemotherapien werden auf onkologischen Stationen oder auch ambulant durchgeführt. In Zentren müssen zudem Patienten mit Knochenmarks- oder

Stammzelltransplantation betreut werden. Da diese Therapien das Immunsystem der Patienten schwächen, müssen Onkologen auf dem Gebiet der Infektionskrankheiten viel Erfahrung haben. Die Palliativmedizin, d.h. die Schmerz- und Symptomlinderung bei unheilbar Kranken und Sterbenden, stellt besondere Anforderungen an die Persönlichkeit von Ärzten in diesem Fachgebiet. Dennoch ist das Fach wegen der großen Kooperationsbereitschaft der Patienten begehrt.

- Die *Kardiologie* ist neben der Gastroenterologie das zweite „große" Fach der Inneren Medizin. Immerhin stirbt die Hälfte aller Deutschen an Herz-Kreislauferkrankungen. Die Herzkranzarterienverkalkung und der Herzinfarkt stehen im Mittelpunkt des Fachgebiets. Herzultraschall- und Herzkatheteruntersuchungen sowie Ballonerweiterungen von verengten Herzkranzarterien sind das tägliche Brot eines Kardiologen. Darüber hinaus behandelt er Herzrhythmusstörungen mit medikamentöser oder Herzschrittmachertherapie. Kardiologen entscheiden, ob und wann Herzklappenfehler operiert werden müssen. Zur Behandlung des Herzinfarkts oder lebensbedrohlicher Rhythmusstörungen brauchen sie eine intensivmedizinische Ausbildung. Kardiologen werden in jedem Kreiskrankenhaus benötigt. Dementsprechend gibt es viele Weiterbildungs- und Chefarztstellen. In der Praxis können Kardiologen ihr Fachgebiet ebenfalls umfassend vertreten und führen lukrative Herzkatheteruntersuchungen oftmals auch ambulant durch.

- *Nephrologen* behandeln Patienten mit akuten und chronischen Nierenerkrankungen. Obwohl Nierenerkrankungen meist schmerzlos verlaufen und Patienten dieses Fach kaum kennen, sind beim Ausfall der Nierenfunktion besondere Kenntnisse erforderlich, um den Patienten am Leben zu erhalten. In diesem Rahmen versorgen Praxis- und Kliniknephrologen Dialyseeinrichtungen, in denen bei Patienten mit Nierenversagen 3-mal pro Woche eine Blutwäschebehandlung vorgenommen wird. Nephrologen betreuen Patienten vor und nach einer Nierentransplantation. Aufgrund ihrer Kenntnisse über die Zusammenhänge des Wasser-, Salz- und Säurehaushalts des Körpers behandeln sie auch Patienten mit hohem Blutdruck. Die Nephrologie ist ein kleines Fach der Inneren Medizin. Eigene Abteilungen mit Chefarztpositionen gibt es nur an Großkliniken. Ein steigender Bedarf an Dialyseärzten wird für die Zukunft aufgrund der Zunahme an alten Patienten mit Nierenversagen erwartet.

- In der *Pneumologie* werden Patienten mit Lungen-, Pleura- und Tracheobronchialerkrankungen behandelt. In Deutschland sind Fachkliniken aus historischen Gründen (alte Tuberkuloseheilstätten) oft nicht innerhalb der Universitäten, sondern abgelegen, zusammen mit thoraxchirurgischen Abteilungen zu finden. Dabei erfordern Volkskrankheiten wie Asthma, chronische Bronchitis und Lungenkrebs eine flächendeckende Versorgung. Sowohl die Allergologie als auch die Behandlung der Lungentuberkulose sind bedeutende Bereiche dieses Fachgebiets. Auch die endoskopische Untersuchungstechnik der Lungenspiegelung (Bronchoskopie) kann von niedergelassenen Pulmologen weiter ausgeübt werden.

- Internistische *Rheumatologen* behandeln entzündliche Gelenk- und Wirbelsäulenerkrankungen wie die verschiedenen Formen des Gelenkrheumatismus oder die Bechterew-Krankheit. Im Gegensatz zu chirurgisch tätigen orthopädischen Rheumatologen entscheiden sie, welche Medikamente zur Behandlung eingesetzt werden müssen. Da die häufigsten Rheumaformen Autoimmuner- krankungen sind, müssen sich Rheumatologen für das Gebiet der Immunologie interessieren, aus dem in Zukunft viele neue Thera- pieformen erwartet werden. Das gilt inbesondere für Mediziner, die sich für die akademische Laufbahn im Bereich Rheumatologie interessieren. Weiterbildungsstellen gibt es nur wenige, obwohl der Bedarf durch die Volkskrankheit „Rheuma" sehr groß ist. Es handelt sich um überwiegend ambulant zu führende Patienten. Außer der Gelenksonographie und -punktion führen Rheumatolo- gen kaum selber technische Untersuchungen durch, weswegen die Praxisinvestitionskosten vergleichsweise gering sind.

Für viele Bereiche der Inneren Medizin gilt das Rutschenprinzip. Wer nach dem Studium in der Universitätsklinik einsteigt, kann wohl nach dem AiP an ein Bezirkskrankenhaus oder an ein städti- sches Haus wechseln. Der umgekehrte Weg ist allerdings fast nie möglich. Wer den Fehler begeht, die AiP-Stelle in einer Praxis an- zunehmen, wird nur geringe Chancen haben, eine Facharztausbil- dung abzuschließen, da der Wechsel aus der Praxis in eine Klinik problematisch ist. In der Klinik beherrschen Patienten- und Kur- venvisiten sowie die Durchführung der vielen Funktionsunter- suchungen wie Gefäß-, Herz- und Bauchultraschall, Lungenfunk- tiontests, EKG, Belastungs-EKG und Endoskopien den Alltag. Punktionen von Wasseransammlungen in Brust- und Bauchhöhle, Leber-, Nieren- und Knochenmarksbiopsien müssen auch von Internisten durchgeführt werden können. Sie müssen mit der Vielzahl von alten und neuen Medikamenten sowie ihren Neben- und Wechselwirkungen vertraut sein. Internisten betreuen keine Kinder, dagegen wird der Anteil der multimorbiden geriatrischen Patienten in den nächsten Jahrzehnten stark zunehmen. In der Kli- nik müssen regelmäßig Nacht- und Wochenenddienste geleistet werden. Meist nehmen Internisten an der Notarztversorgung teil.

Die Weiterbildungszeit beträgt 6 Jahre, davon 6 Monate auf einer Intensivstation und mindestens 4 Jahre im Stationsdienst. Aus etlichen anderen klinischen Fächern, aber auch der Physiologie oder Mikrobiologie wird bis zu 1 Jahr auf die Weiterbildungszeit angerechnet, allerdings Fächer wie Anatomie, Biochemie oder Immunologie meist nur bis zu 6 Monaten. 2 Jahre können in einer Praxis abgeleistet werden.

Facharzt für Kinderchirurgie

Die Besonderheiten der Anatomie und Physiologie von Säuglingen und Kleinkindern erfordern ein eigenes chirurgisches Fachgebiet. Für angeborene Fehlbildungen von der Gaumen- und Rückenmarksspalte bis zum Klumpfuß oder Herzfehlanlagen sind spezielle chirurgische Fertigkeiten notwendig. Aber auch Unfälle und Verletzungen sind im Kindesalter häufig. Nicht selten müssen auch bei Kindern Tumorerkrankungen operativ behandelt werden. Wie in anderen chirurgischen Fächern sind Not-, Nacht- und Wochenenddienste zu leisten. Weiterbildungsstellen finden sich nur an größeren Kliniken mit pädiatrischen Abteilungen. Eine Stelle zu bekommen, ist nicht leicht. Dennoch bieten sich Kinderchirurgen anschließend gute Möglichkeiten sowohl für eine weitere Kliniktätigkeit als auch für die Niederlassung. Kinderchirurgen mit abgeschlossener Weiterbildung können auch in der Entwicklungshilfe anspruchsvolle Aufgaben erfüllen.

Die Weiterbildungszeit beträgt 6 Jahre, davon 1 Jahr in der Kinderheilkunde und 1 Jahr in der kinderchirurgischen Intensivmedizin. Angerechnet werden bis zu 1 Jahr aus anderen chirurgischen Fächern, der Anästhesiologie oder Anatomie. Bis zu 1 Jahr Praxistätigkeit kann anerkannt werden.

Facharzt für Kinderheilkunde

Kinderärzte behandeln das gesamte Spektrum der körperlichen Erkrankungen von Kindern von der Geburt bis zum jungen Erwachsenenalter. Der Umfang des Gebietes ähnelt der Inneren Medizin, umfasst aber zusätzlich die Reifungsstörungen, die Fehlbildungen und die meisten genetisch bedingten Erkrankungen. Kinderärzte müssen sich auf der Neugeborenenstation genau so sicher bewegen wie in der Impfambulanz. Auch Kinder erleiden Nierenversagen, Lungenentzündung oder Leukämie. Dennoch gibt es bislang in der Pädiatrie nur 2 weitere Schwerpunkte:

2

1. In der Kinderkardiologie werden in erster Linie die angeborenen Fehlbildungen des Herzens konservativ behandelt. Kinderkardiologen müssen festlegen, ob und wann ein Kind am Herz operiert werden muss.
2. Der Schwerpunkt Neonatologie befasst sich mit der Behandlung von Frühgeborenen und Neugeborenen mit schweren Anpassungsstörungen. Neonatologen arbeiten in der Regel auf einer speziellen Intensivstation, wo die Frühgeborenen im Brutkasten betreut werden.

Kinderkliniken finden sich in jeder größeren Stadt. Da das Fach bei Jungmedizinern jedoch ausgesprochen beliebt ist, ist es relativ schwer, eine Weiterbildungsstelle zu finden. Insgesamt wurde der Kinderheilkunde durch die zurückgehenden Geburtenzahlen eine ungünstige Prognose ausgestellt, was sich jedoch durch die Zuwanderung kinderreicher Familien aus dem südosteuropäischen Raum nicht in vollem Umfang bemerkbar macht. Eine Zunahme von typisch mediterranen, bei uns sonst seltener vorkommenden Erkrankungen ist ebenfalls hierdurch bedingt.

Die Arbeit in einer Kinderklinik ist vom Tagesablauf ähnlich wie in der Inneren Medizin, da es sich ebenfalls um ein nicht chirurgi-

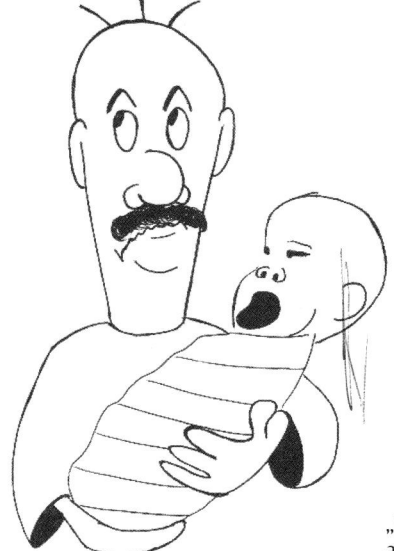

„Hey Onkel, Flasche her, aber zack zack."

sches Fach handelt. Auch für Pädiater ist es wichtig, Funktionsuntersuchungen wie Sonographie, Endoskopie oder Lungenfunktion zu beherrschen. Nach Abschluss der Weiterbildung streben
die meisten Kinderärzte die Niederlassung an, da es in den wenigen Kinderkliniken nicht viele Oberarztpositionen zu besetzen
gibt.

Die Weiterbildungszeit beträgt 5 Jahre, davon 6 Monate Intensivstation und mindestens $3^1/_2$ Jahre Stationsdienst. Bis zu 1 Jahr
können aus anderen klinischen und theoretischen Fächern angerechnet werden. 18 Monate können bei einem niedergelassenen
Arzt abgeleistet werden.

Facharzt für Kinder- und Jugendpsychiatrie und -psychotherapie

In der Kinder- und Jugendpsychiatrie werden Kinder mit Verhaltensauffälligkeiten aufgrund von angeborenen oder erworbenen
Krankheiten behandelt. Hierbei können primär somatisch-psy-
chiatrische Ursachen (Autismus, Neurosen, Minderintelligenz
nach Hirnhautentzündung) oder auch umweltbedingte Ursachen
(Misshandlung) vorliegen. Das Behandlungsspektrum erstreckt
sich von verhaltenstherapeutischen Maßnahmen über Spielthera-
pie bis hin zur medikamentösen Therapie wie in der Erwachse-
nenpsychiatrie. Ärzte in der Kinder- und Jugendpsychiatrie brauchen vor allem Ruhe und Verständnis. Die Arbeit mit Kindern, die
selber keine Krankheitseinsicht oder Behandlungsmotivation besitzen, verlangt besondere Offenheit und Charakterstärke. Diese
Eigenschaften sind auch in der Dreiecksituation zwischen Kindern, Eltern und Ärzten besonders gefordert. Immerhin muss
nicht nur ein Individuum, sondern in der Regel ein ganzer Fami-
lienverbund behandelt werden; ein Gebiet, in dem Ärzte in beson-
derem Maße auch mit sozialen Problemen in Berührung kommen.

Weiterbildungsstellen gibt es nur an den Universitäten und an
einigen Großkliniken bzw. psychiatrischen Spezialkliniken. Nach
Abschluss der Weiterbildungszeit ist die Niederlassung möglich.
Die Praxisinvestitionskosten sind vergleichsweise gering.

Die Weiterbildungszeit beträgt 5 Jahre, wovon 1 Jahr in der Kinderheilkunde oder Psychiatrie abgeleistet werden muss. 6 Monate
Neurologie werden angerechnet. 2 Jahre können in einer kinder-
psychiatrischen Praxis gearbeitet werden.

2

Facharzt für klinische Pharmakologie

Ärzte für klinische Pharmakologie betreuen Patienten oder Probanden bei der Erprobung neuer Arzneimittel. Sie kommen als verantwortliche Leiter von Medikamentenstudien oder als Prüfärzte im Rahmen solcher Studien zum Einsatz. Sie müssen neben genauen Kenntnissen der allgemeinen und speziellen Pharmakologie auch mit den Gebieten der Statistik und Studienplanung vertraut sein. Die Ausbildung erfolgt in der Regel an einem universitären Institut oder in der Pharmaindustrie. Die Funktion von klinischen Pharmakologen als ständigen Partnern der Stationsärzte bei der Überwachung der medikamentösen Therapie, wie in Amerika üblich, hat sich in Deutschland bislang nicht durchgesetzt. Dabei könnten klinische Pharmakologen durch Überprüfen der dem Alter, dem Geschlecht und der Begleitmedikation anzupassenden Dosierung dazu beitragen, Medikamentenunter- oder überdosierungen zu vermeiden. In den Zulassungsbehörden entscheiden klinische Pharmakologen über die Studienlage und die Risiken von neuen Medikamenten für den deutschen Markt. Wegen der zunehmenden Reglementierung der Zulassungsverfahren, Professionalisierung von internationalen Multicenter-Studien und dem zu erwartenden Boom neuer Medikamente ergeben sich für das Fach gute Berufsaussichten in der Pharmaindustrie und bei Behörden.

Die Weiterbildungszeit beträgt 5 Jahre, wovon mindestens 1 Jahr im Stationsdienst abgeleistet werden muss. Bis zu 1 Jahr wird aus anderen klinischen Fächern oder der experimentellen Pharmakologie und Toxikologie angerechnet. 1 Jahr Praxistätigkeit wird anerkannt.

Facharzt für Laboratoriumsmedizin

Die große Methodenvielfalt zur Bestimmung medizinischer Laborparameter begründet das Fach der Laboratoriumsmedizin. Laborärzte arbeiten in oder leiten Praxis- bzw. Krankenhauslabors, in denen alle für die Diagnostik erforderlichen Bestimmungen durchgeführt werden. Auch wenn die meisten Routinebestimmungen heutzutage durch Großgeräte erfolgen, so müssen Laborärzte eine Vielzahl von Befundungen selber vornehmen. Dazu gehören die Auswertung von Differenzialblutbildern, Urinsedimenten, ANA- und ANCA-Immunfluoreszenzen, Immunelektrophoresen sowie etlichen anderen Spezialfärbungen von Zellen aus den verschiedenen Körperflüssigkeiten (Malariatests, Tuberkulosetests …). Laborärzte müssen mit den Methoden der Zellkultur, Mikrobiologie und Viruszüchtung vertraut sein. Sie müssen die Plausibilität der automatisch erhobenen Befunde überprüfen und sind für den ordnungsgemäßen Zustand der Analyseautomaten verantwortlich. Durch blinde Ringversuche wird die Analysegenauigkeit jedes Geräts und jedes Bestimmungsverfahrens überprüft. Durch das sich ständig erweiternde Spektrum an diagnostischen Analyseverfahren müssen Laborärzte regelmäßig neue Bestimmungen in ihrem Labor etablieren. Ständige Optimierung der Kosteneffizienz, von der Probengewinnung bis zur Befundausgabe, ist eine Herausforderung. Laborärzte müssen heutzutage für eine möglichst problemlose computerisierte Datenvernetzung zwischen dem Analyseautomaten und dem Einsender unter Zwischenschaltung einer Qualitätskontrolle und angemessenem Datenschutz sorgen.

Für Laborärzte ist nach Abschluss der Weiterbildungszeit die Tätigkeit in eigener Praxis weitaus attraktiver als in der Klinik, da die Einkommen von niedergelassenen Laborärzten im Vergleich zu klinisch tätigen Kollegen mit Abstand führend sind. Allerdings haben die steigenden Investitionskosten einerseits und die sinkenden Erstattungen für Laborleistungen andererseits zu einer Konzentration zu Großlabors geführt. Der Konkurrenzkampf der Labors um die niedergelassenen Ärzte als Probeneinsender hat z.T. schon skurrile, bisweilen auch illegale Formen angenommen, weswegen die Praktiken einiger Großlabors in der letzten Zeit in negative Schlagzeilen gekommen sind

Die Weiterbildungszeit beträgt 5 Jahre, wovon 1 Jahr in der Inneren Medizin geleistet werden muss. 6 Monate Pädiatrie werden angerechnet. Während der 5 Jahre müssen jeweils 1 Jahr in der Mikrobiologie, Immunologie und klinischen Chemie absolviert werden. 3 Jahre Praxistätigkeit werden anerkannt.

Facharzt für Mikrobiologie und Infektionsepidemiologie

Mikrobiologen beschäftigen sich mit dem Nachweis von infektiösen Krankheitserregern im Rahmen der Diagnostik von Infektionskrankheiten. Sie müssen aus den verschiedensten, von Patienten entnommenen Proben (Blut, Urin, Abstrich, Punktaten, Wundgewebe, Stuhl, Sputum) die Erreger entweder direkt mikroskopisch oder nach entsprechender Bebrütung nachweisen. Mit biochemischen Verfahren sind die Erreger genau zu klassifizieren, um dem Kliniker eine Einschätzung der Gefahr für den Patienten zu ermöglichen. Wenn klinisch erforderlich, führen Mikrobiologen Empfindlichkeitstestungen der nachgewiesenen Keime für Antibiotika durch. Im Bereich der Serologie wird Patientenserum auf spezifische Antikörper getestet, wodurch das Stadium einer Infek-

tion bzw. Immunität gegenüber bestimmten Erkrankungen
(z.B. Impferfolg) überprüft werden kann. Da manche Krankheits-
erreger nur sehr schwer oder langwierig anzüchtbar sind, müssen Mikrobiologen auch mit modernsten molekularbiologischen
Methoden winzige DNA-Spuren von Keimen nachweisen können.
Im Rahmen der Krankenhaushygiene haben Mikrobiologen auch
die Aufgabe, routinemäßig erhobene Stichproben aus allen Bereichen der Krankenhäuser zu untersuchen, soweit diese Funktion
nicht von Hygienikern (s. S. 41) übernommen wird.

Insgesamt handelt es sich also um eine reine Labortätigkeit, die
in der Regel in entsprechenden Instituten auch mit wissenschaftlichen Aufgaben verbunden ist. Weiterbildungsstellen gibt es
nur an den mikrobiologischen Instituten der Universitäten und
Großkliniken sowie in Großlabors. Auf die volle Weiterbildungsermächtigung des Ausbilders ist zu achten. Die Niederlassung
ist prinzipiell möglich. Oft werden aber mikrobiologische Leistungen im Verbund mit Fachärzten für Labormedizin in Form einer
Gemeinschaftspraxis angeboten.

Die Weiterbildungszeit beträgt 5 Jahre, wovon 1 Jahr im Dienst
einer internen, chirurgischen oder pädiatrischen Station zu leisten
ist. Bis zu 1 Jahr wird aus dem Fachgebiet Hygiene und Umweltmedizin angerechnet. 2 Jahre Praxistätigkeit werden anerkannt.

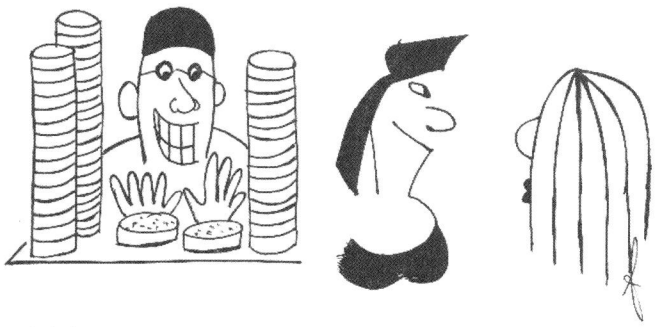

„Ich habe doch immer gesagt, der Klaus der hat Kultur …"

Facharzt für Mund-Kiefer-Gesichtschirurgie

Dieses Fach füllt die Lücke zwischen Zahnmedizin und Hals-Nasen-
Ohrenheilkunde. Ärzte für Mund-Kiefer-Gesichtschirurgie operieren Erkrankungen, Verletzungen und Fehlbildungen von Ober- und

Unterkiefer, Gaumen, Kiefergelenk und Jochbein. Das Spektrum reicht von Kieferspalten beim Kleinkind, über traumatische Mittelgesichtsfrakturen bis hin zu kieferorthopädischen Operationen zur Verbesserung der Bissfunktion. Auch Tumoroperationen der Zunge und des Mundbodens gehören dazu. Hierbei handelt es sich oftmals um große, gewebsreduzierende Operationen, die mehrmalige plastische Nachoperationen nötig machen, um dem Patienten die Sprech-, Kau- und Schluckfunktion wieder zu ermöglichen.

Für dieses Fach ist das Doppelstudium von Human- und Zahnmedizin notwendig, d.h. nach dem III. Staatsexamen müssen Humanmediziner noch mindestens 7 Semester Zahnmedizin studieren. Mit den weiteren 4 Jahren Weiterbildungszeit ist klar, dass die wenigen, die es schaffen, ausgezeichnete Berufschancen haben. Wenn alle Stricke reißen, kann man sich immer noch als Zahnarzt niederlassen. Die Engstelle ist, den 2. Studienplatz von der ZVS zu erhalten. Nur Kandidaten mit erstklassigen Noten haben eine Chance. Dementsprechend gibt es in diesem Fach ausgesprochen wenige Weiterbildungsstellen in den großen Zentren. Meist ist der Fachbereich mit zahnmedizinischen Einrichtungen im Sinne der Zahn-, Mund- und Kieferchirurgie verbunden.

Die Weiterbildungszeit beträgt 4 Jahre, wovon mindesten $2\frac{1}{2}$ Jahre im Stationsdienst zu leisten sind. Bis zu 1 Jahr Weiterbildung aus Chirurgie oder $\frac{1}{2}$ Jahr aus der Anästhesie, HNO, Neurochirurgie oder Anatomie werden angerechnet. $1\frac{1}{2}$ Jahre können in einer Praxis abgeleistet werden.

Facharzt für Nervenheilkunde

Das Fachgebiet der Nervenheilkunde umfasst die Fachgebiete Neurologie und Psychiatrie. Wer beide Fächer abdecken will, muss in jedem der beiden Fächer jeweils 3 Jahre Weiterbildungszeit absolviert haben. Manche Fachärzte für Psychiatrie bzw. Neurologie versuchen ihre berufliche Qualifikation in einem Fach durch „Dranhängen" von 2 weiteren Jahren in dem anderen Fach zu erweitern. Die Inhalte und Eigenschaften der beiden Fächer sind weiter unten aufgeführt.

Die Weiterbildungszeit beträgt 6 Jahre, wovon je 3 Jahre in der Neurologie und 3 Jahre in der Psychiatrie geleistet werden müssen. Dabei sind jeweils 2 Jahre Stationsdienst vorgeschrieben. Für den Teil Neurologie werden 6–12 Monate Innere Medizin, Neurochirurgie, -anatomie oder -physiologie angerechnet. 2 Jahre Praxistätigkeit können auf die Weiterbildungszeit anerkannt werden.

Facharzt für Neurochirurgie

Neurochirurgen sind auf Operationen am Gehirn, Rückenmark oder an peripheren Nerven spezialisiert. Sie müssen Tumoren des Gehirns, der Hirnhäute und der Hirnanhangsdrüse sowie Hirngefäßmissbildungen operieren. Am Rückenmark ist die Bandscheibenoperation mit Abstand der häufigste Eingriff, aber auch unfallbedingte Wirbelsäulen- und Schädelverletzungen müssen von ihnen versorgt werden. Der hohe Anteil Patienten mit Wirbelsäulen- und Schädelverletzungen nach Verkehrsunfällen bringt es mit sich, dass Neurochirurgen eine intensivmedizinische Ausbildung brauchen. In der Klinik sind nachts und am Wochenende oft Notoperationen notwendig. Die wenigen niedergelassenen Neurochirurgen müssen sich eine ambulante Operationseinheit einrichten oder sich in eine Belegarztklinik integrieren.

Die Anzahl der Weiterbildungsstellen ist sehr begrenzt. Nur in größeren Krankenhäusern finden sich eigene Abteilungen. Allerdings ist ein Wechsel von einer kleineren Klinik an eine größere wie in vielen großen Fächern nicht unmöglich. Die wenigen Neurochirurgen einer Region kennen sich untereinander gut. Hier läuft viel über persönliche Empfehlungen. Frühzeitig Kontakte zu knüpfen und eine einschlägige Promotion aus den Bereichen Neurologie/Neurophysiologie ist in diesem Fach entscheidend.

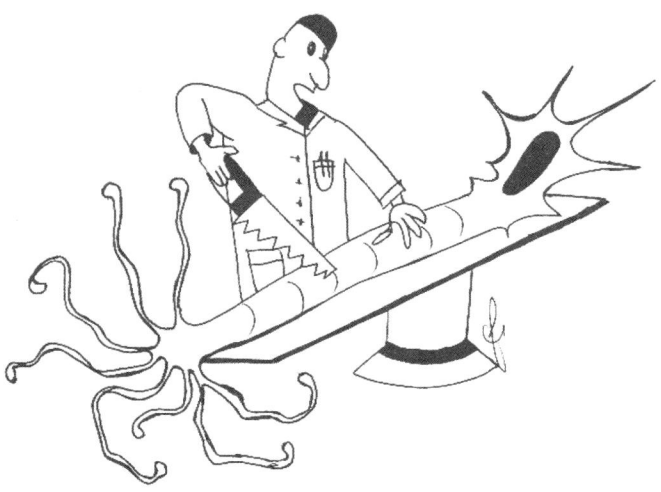

Die Weiterbildungszeit beträgt 6 Jahre, davon müssen 6 Monate intensivmedizinische Ausbildung nachgewiesen werden. Zwischen 6 und 12 Monaten werden aus anderen neurologischen Fachgebieten (Neuroradiologie, Neuropathologie …) sowie aus der HNO und Ophthalmologie anerkannt. 1 Jahr Praxistätigkeit ist anrechenbar.

Facharzt für Neurologie

Das Fach Neurologie befasst sich mit der Diagnostik und Behandlung von Erkrankungen des peripheren, zentralen und vegetativen Nervensystems. Die Neurologie ist ein nicht chirurgisches Fach, das in seinem diagnostischen Zugang zum Patienten, den Differenzialdiagnosen und den therapeutischen Prinzipien große Ähnlichkeiten zur Inneren Medizin aufweist. Neben Blutanalysen verwenden Neurologen regelmäßig Liquoruntersuchungen in der Diagnostik. Elektrische Messungen von Muskel- und Nervenaktionen und das EEG ermöglichen dem Neurologen, den Ort einer neurologischen Schädigung zu lokalisieren. Auch gute Kenntnisse in der Neuroradiologie mit modernen Schnittbildverfahren wie Computer- und Kernspintomographie sind notwendig. Aus diesem Grund müssen sich Jungneurologen wieder mit der komplizierten und von Studenten oft verfluchten Neuroanatomie beschäftigen. Häufige von Neurologen behandelte Krankheiten sind z.B. Schlaganfall, Hirnhautentzündung, Epilepsie, Multiple Sklerose, Parkinson, Karpaltunnelsyndrom und Polyneuropathie. Neurologen entscheiden, welche Hirntumoren vom Neurochirurgen operiert werden müssen, jedoch werden viele neurologische Erkrankungen mit Medikamenten behandelt. Auch die Hirntoddiagnostik z.B. vor Organentnahme wird von Neurologen durchgeführt. Der Klinikalltag ist durch ausführliche Patientenuntersuchungen, Liquorpunktionen, EEG-Auswertungen und andere Funktionsuntersuchungen bestimmt.

Nach dem Ende der Facharztweiterbildung ist die Niederlassung oft noch gut möglich. Das Fach ist außerordentlich beliebt, so dass eine AiP-Stelle in einer Klinik nicht leicht zu bekommen ist. Hier helfen eine entsprechend ausgerichtete Doktorarbeit und einschlägige Vorerfahrungen während des Studiums. Viele PJ-Studenten im Fach Neurologie sind überrascht, dass im Vergleich zu der akribischen Diagnostik die therapeutischen Möglichkeiten bei etlichen neurologischen Erkrankungen begrenzt sind.

Die Weiterbildungszeit dauert 5 Jahre, davon 1 Jahr in der Psychiatrie und Psychotherapie und mindestens 6 Monate auf einer neurologischen Intensivstation. Auf die Weiterbildungszeit kann

1 Jahr aus der Inneren Medizin oder anderen neurologischen Fächern angerechnet werden. 2 Jahre Praxistätigkeit sind anrechnungsfähig.

Facharzt für Neuropathologie

Neuropathologen sind auf Erkrankungen des Nervensystems spezialisierte Pathologen. Sie müssen anhand von Gewebe, das entweder bei Hirn- und Nervenbiopsien, Operationen oder durch Sektion gewonnen wurde, durch histologische Methoden die Diagnose stellen bzw. bestätigen.

Einzelne Weiterbildungsstellen gibt es ausschließlich in großen pathologischen Instituten oder pathologischen Abteilungen von Großkliniken. Nach dem Examen ist eine Stelle nur zu bekommen, wenn man bereits während des Studiums im Rahmen der Promotion Kontakte knüpfen konnte. Nach Abschluss der Weiterbildung ist eine Niederlassung nur sinnvoll, wenn zusätzlich die Gebietsbezeichnung für allgemeine Pathologie vorhanden ist.

Die Weiterbildungszeit beträgt 6 Jahre, wovon nur 3 Jahre in der Neuropathologie selbst absolviert werden müssen. 2 Jahre allgemeine Pathologie und 1 Jahr eines weiteren neurologischen Fachgebiets sind zusätzlich erforderlich. Eine 2-jährige Praxistätigkeit ist anrechnungsfähig.

Facharzt für Nuklearmedizin

In dem Gebiet der Nuklearmedizin geht es um diagnostische Verfahren, die radioaktive Nuklide als Marker verwenden. Hierbei werden Patienten radionuklidmarkierte Kontrastmittel verabreicht und die Strahlung aus Gewebsanreicherungen mit speziellen Kameras aufgenommen. Genaue Kenntnisse über radioaktive Substanzen, ihre diagnostischen Anwendungen sowie alle Belange der gesetzlichen Sicherheitsbestimmungen im Umgang mit Radioaktivität sind Voraussetzung, um Patienten, Personal und sich selbst vor einer schädlichen Strahlenexposition zu schützen. Nuklearmediziner applizieren die Radionuklide selbst und befunden anschließend die aufgenommenen Bilder am Bildschirm. Auch die nur in einigen Zentren verfügbare Positronenemissionstomographie (PET) wird von Nuklearmedizinern betreut.

Nuklearmedizinische Abteilungen finden sich in jedem größeren Krankenhaus. Auch die Niederlassung ist möglich, wobei jedoch die räumlichen Voraussetzungen für die Anwendung von radio-

aktiven Substanzen nicht überall gegeben sind. Die Investitionskosten für eine solche Praxis sind vergleichsweise hoch, jedoch
bieten gut laufende Praxen hohe Umsätze.

Die Weiterbildungszeit beträgt 5 Jahre. 1 Jahr muss im Stationsdienst geleistet werden, 1 weiteres Jahr aus der diagnostischen
Radiologie kann angerechnet werden. 2 Jahre der Weiterbildung
können in einer nuklearmedizinischen Praxis absolviert werden.

Facharzt für öffentliches Gesundheitswesen

In staatlichen Gesundheitsämtern tätige Ärzte können eine für
den Bereich der öffentlichen Gesundheitsfürsorge geltende Gebietsbezeichnung erwerben. Die Prüfung und deren Inhalte oblie-
gen nicht der ärztlichen Selbstverwaltung, sondern hier gelten
staatliche Richtlinien. Ärzte in diesem Bereich haben Beamtensta-
tus. Der Aufgabenbereich umfasst die Fürsorge für meldepflich-
tige Erkrankungen nach dem Bundesseuchengesetz. Registrierte
Fälle werden überwacht und Umgebungsuntersuchungen müssen
eingeleitet werden. In jedem Fall muss geprüft werden, ob ein
zeitweises Berufsverbot zu erteilen ist. Beratungsstellen zu Themen wie Schwangerschaft, HIV/AIDS, Drogenabhängigkeit oder
genetische Beratung werden von öffentlichen Trägern angeboten.
Auch das Impfwesen obliegt teilweise den Gesundheitsämtern.

Der Vorteil dieses Fachbereichs liegt in den regelmäßigen Arbeitszeiten. Nacht- und Wochenenddienste gibt es nicht. Die beruflichen Entwicklungsmöglichkeiten orientieren sich an der Hierar-
chie der Verwaltung. Diese Vorteile sowie die relative Sicherheit
des Arbeitsplatzes sind für manchen bei der Wahl des Faches aus-
schlaggebend.

Facharzt für Orthopädie

Orthopäden behandeln Erkrankungen des Stütz- und Bewegungs-
apparates. Die Untersuchung von Fehlbildungen bei Säuglingen
(Hüftdysplasie) gehört ebenso dazu wie Verletzungen bei Sport-
lern und degenerative Erkrankungen bei älteren Erwachsenen. Die
Orthopädie ist ein chirurgisches Fach. Zu den häufig durchgeführ-
ten Eingriffen gehören die Implantation von Gelenkprothesen,
Schrauben und Nageln von Knochenbrüchen, Osteotomien zur
Korrektur von Fehlbildungen, Knochentumoroperationen und die
Reposition von luxierten Gelenken. Auch Wirbelsäuleneingriffe,
etwa zum Ausgleich einer schweren Wirbelsäulenverkrümmung
(Skoliose) oder Buckelbildung (Kyphose), sind durchzuführen. Die

Meniskuseingriffe und Bandscheibenoperationen werden heutzutage überwiegend minimal-invasiv (z.T. endoskopisch) durchgeführt. Im Schwerpunkt orthopädische Rheumatologie müssen entzündliche Gelenkshautwucherungen entfernt werden. Bei bereits zerstörten Gelenken führen in diesem Bereich spezialisierte Orthopäden Operationen zur Stellungskorrektur, Stabilisation und Funktionserhaltung durch. Dazu kann auch die Gelenksversteifung die sinnvollste Lösung sein. Die bei Rheuma oft notwendigen Eingriffe an den Händen oder der Halswirbelsäule erfordern Spezialkenntnisse. Aber nicht alle orthopädischen Erkrankungen werden operativ behandelt. Bei Volkskrankheiten wie Lumbago oder dem Schulter-Arm-Syndrom (Kreuz- und Nackenschmerzen) werden fast ausschließlich physikalische Therapiemaßnahmen eingesetzt. Reizstrom, Massagen aber auch die lokalen Injektionen mit Schmerzmitteln müssen von Orthopäden selbst angewendet bzw. verordnet werden. An der Erfahrung in der medikamentösen Schmerztherapie messen viele Patienten „ihren" Orthopäden.

Die Orthopädie hat ihren Ursprung in der Behandlung von körperlich Behinderten. Ihr Wahrzeichen ist ein dünner krummer Baum, der von einem festen Stab geschient wird. Dementsprechend müssen Orthopäden genaue Kenntnisse von den Versorgungsmöglichkeiten mit Hilfsmitteln für Behinderte haben. Krücken, Korsetts, Prothesen und Schuheinlagen werden nach genauer Angabe des Orthopäden von spezialisierten Handwerkern angefertigt. Schienen und Gipsverbände muss er auch selber anlegen können. Das Handwerkszeug des Orthopäden ist seine äußerst genaue Untersuchungstechnik. Der Bewegungsumfang aller Gelenke wird mit dem Winkelmesser ausgemessen. Die für Orthopäden relevanten Laboruntersuchungen lassen sich dagegen an einer Hand abzählen. Eine Vielzahl körperlicher Behinderungen durch orthopädische Erkrankungen beeinträchtigt die Berufsfähigkeit. Orthopäden müssen daher oftmals Gutachten über Berufsfähigkeit oder im Rahmen von Rentenanträgen stellen.

Weiterbildungsstellen sind in jeder größeren Klinik vorhanden, jedoch ist das Fach gerade unter Sportlern sehr beliebt, so dass ein großer Andrang auf die Stellen besteht. Es lohnt sich in jedem Fall, frühzeitig Kontakte zu knüpfen. In der Klinik sind wegen der vielen Freizeitverletzungen die häufigen Nacht- und Wochenenddienste sehr arbeitsreich. Nach Abschluss der Weiterbildung bietet die eigene Praxis auch ohne das große chirurgische Programm viel Abwechslung.

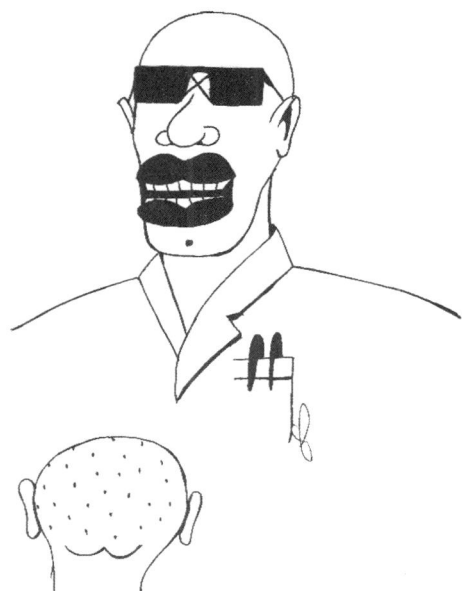

„So, Herr Knochenbrecher. Warum wollen Sie
denn nun unbedingt Orthopäde werden ..."

Die Weiterbildungszeit beträgt 6 Jahre. Davon müssen 1 Jahr in
der Allgemeinchirurgie und 4 Jahre im orthopädischen Stationsdienst absolviert werden. Auf die 5 Jahre Orthopädie können
6 Monate Innere Medizin, Neurologie oder Pathologie angerechnet werden. 1 Jahr Praxistätigkeit wird ebenfalls anerkannt.

Facharzt für Pathologie

Pathologen untersuchen menschliches Gewebe, das bei Biopsien,
Operationen oder Sektionen gewonnen wurde. Sie müssen das
Gewebe zunächst makroskopisch beurteilen, bevor Sie es nach
dem Fixieren, Einbetten, Schneiden und Färben zur mikroskopi-
schen Beurteilung wieder vorgelegt bekommen. Die Beurteilung
der Histologie ist die wichtigste Aufgabe der Pathologen. Sie sitzen
also einen beträchtlichen Anteil ihres Arbeitstages am Mikroskop.
Sie müssen entscheiden, welche Zusatzfärbungen des Gewebes
zur Klärung der von den Klinikern an sie gestellten Fragen erforderlich sind. Schließlich sind sie die letzte Instanz, wenn es darum

2

geht, eine Todesursache zu klären. Auch ob die Resektatränder einer Tumoroperation tumorfrei sind, bleibt eine für die weitere Behandlung des Patienten entscheidende Frage, die nur der Pathologe klären kann. Bei Schnellschnittuntersuchungen muss er unter großem Zeitdruck arbeiten, da das OP-Team im Operationssaal auf das Ergebnis wartet, bevor weiter operiert wird. Nachdem die Anzahl der Sektionen in Deutschland stark abgenommen hat (in Österreich z. B. wird jeder im Krankenhaus verstorbene Patient seziert) steht die Beurteilung von Operationsresektaten und Gewebebiopsien im Vordergrund. Auch zytologische Untersuchungen aus Ergusspunktaten oder Bürstenabstrichen (Bronchoskopie, Gynäkologie) sind ein großes Feld. Da Gewebeproben aus allen Fachgebieten in die Pathologie eingesandt werden, müssen Pathologen ein breites medizinisches Allgemeinwissen haben. Auch wenn sie die Gebiete der Labordiagnostik sowie der medikamentösen und chirurgischen Therapie vernachlässigen können, müssen sie die sich ständig ändernden Klassifikationen der Krankheitsgruppen aus allen Fachgebieten beherrschen. Pathologen müssen präzise Beschreibungen der histologischen Befunde knapp formulieren und den Klinikern repräsentative Bilder im Rahmen von Konferenzen präsentieren können.

Weiterbildungsstellen gibt es in jedem größeren Krankenhaus. In den universitären Instituten wird wissenschaftlicher Einsatz erwartet. Die Pathologie ist ein guter Einstieg für viele Fächer, da

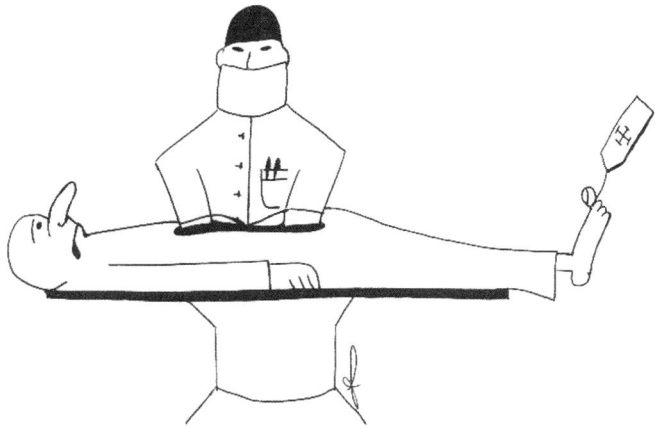

Als Todesursache konnte progrediente Leblosigkeit bestätigt werden.

man früh wissenschaftlich gefordert wird und einen guten Einblick in das Spektrum der Erkrankungen erhält. Nicht zuletzt werden 6 Monate Pathologie in vielen Fachgebieten auf die Weiterbildungszeit angerechnet. Nach Abschluss der Weiterbildungszeit gibt es durchaus die Möglichkeit, sich in eigener Praxis niederzulassen, da auch viele niedergelassene Ärzte Biopsiematerial (Schleimhautbiopsien, Hautbiopsien, Ergusspunktate) auswerten lassen müssen. Immerhin sind in diesem Fachbereich auch in den Kliniken keine Nacht- und Wochenenddienste zu leisten.

Die Weiterbildungszeit beträgt 6 Jahre, wovon 1 Jahr aus der Rechtsmedizin, Anatomie oder Neuropathologie angerechnet wird. Zusätzlich kann 1 Jahr in einem klinischen Fach absolviert werden. 2 Jahre lassen sich in einer Pathologenpraxis ableisten.

Facharzt für Pharmakologie und Toxikologie

In pharmakologischen Instituten wird ausschließlich wissenschaftlich gearbeitet und der medizinische Nachwuchs in dem Fach ausgebildet. Pharmakologen müssen alle Belange der allgemeinen und speziellen Pharmakologie beherrschen und diese im Rahmen von Vorlesungen und Kursveranstaltungen an Medizinstudenten vermitteln. Ansonsten arbeiten Pharmakologen an der Entwicklung von neuen Medikamenten. Neue Substanzen werden im Tierversuch oder an Probanden eingesetzt, um die pharmakologischen Parameter (Substanzaufnahme, Verteilung, Wirkung, Abbau und Ausscheidung) zu bestimmen. Neue Testverfahren oder Nachweismethoden werden entwickelt. Im Bereich Toxikologie beschäftigt man sich mit der Wirkung von für Menschen giftigen Substanzen und den Behandlungsmöglichkeiten von Vergiftungen.

Weiterbildungsstellen gibt es sowohl in den universitären Instituten wie auch in der Pharmaindustrie. Auf die volle Weiterbildungsermächtigung des Ausbilders ist jedoch zu achten. Soweit Pharmakologen nicht an einer akademischen Laufbahn interessiert sind, eröffnen sich ihnen nach Abschluss der Weiterbildungszeit gute Beschäftigungsmöglichkeiten in der Industrie. Als Vorteil wird es häufig angesehen, dass auf diesem Gebiet Nacht- und Wochenenddienst ein Fremdwort sind. Bei überwiegend wissenschaftlicher Tätigkeit kann dennoch von einem geregelten 8-Stunden-Tag nicht ausgegangen werden.

Die Weiterbildungszeit beträgt 5 Jahre, wovon 4 Jahre in der experimentellen Pharmakologie zu verbringen sind. Bis zu 1 Jahr wird

2

aus der Mikrobiologie, Pathologie, Biochemie oder Physiologie angerechnet. Ein weiteres Jahr muss in der klinischen-pharmakologischen Forschung geleistet werden. Bis zu 1 Jahr Praxistätigkeit wird anerkannt.

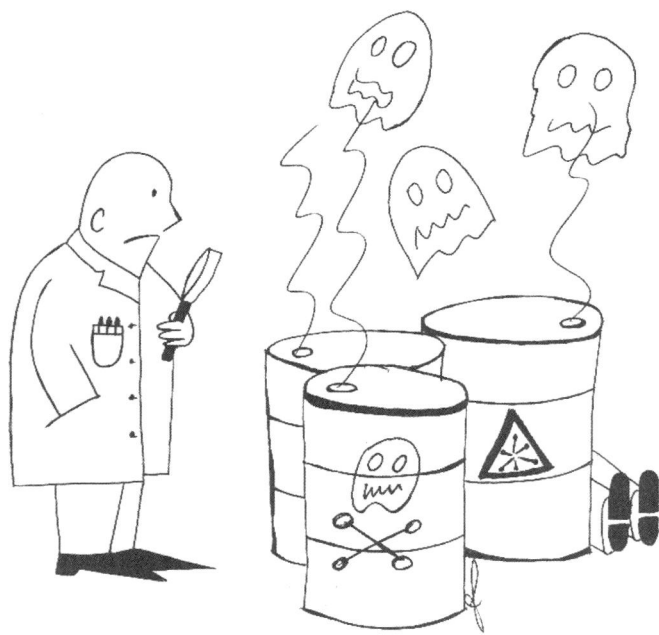

Facharzt für Phoniatrie und Pädaudiologie

Sprach- und Sprechstörungen, oft auf dem Boden einer angeborenen oder frühkindlich erworbenen Hörminderung, sind das Arbeitsfeld von Ärzten in diesem Fachgebiet. Die Erkennung von Hörstörungen beim Säugling sowie die Differenzierung der verschiedenen kehlkopfbedingten Sprechstörungen erfordern Spezialkenntnisse, die über den HNO-ärztlichen Bereich hinausgehen. Patienten nach Kehlkopfoperationen oder Schlaganfall, die das Sprechen wieder langsam lernen müssen, werden in der Phoniatrie in Zusammenarbeit mit Logopäden betreut. Die verschiedensten diagnostischen Methoden dieses Bereichs wie die Elektroglottographie, Pneumotachygraphie und Endoskopie müssen beherrscht werden. Im Zusammenhang mit Hörstörungen bei

Kindern sind humangenetische, sonderpädagogische und kinder-
psychiatrische Aspekte relevant.

Die wenigen Weiterbildungsstellen sind auf die universitären
Zentren und Spezialkliniken begrenzt. Bei Praxen ist auf die Weiterbildungsermächtigung des Ausbilders zu achten.

Die Weiterbildungszeit beträgt 5 Jahre, wovon 3 Jahre in der
Phoniatrie und Pädaudiologie selbst und 2 Jahre in der HNO zu
leisten sind. 2 Jahre können in einer Fachpraxis absolviert werden.

Facharzt für physikalische und rehabilitative Medizin

Ärzte dieses Fachgebiets sind mit dem großen Spektrum der physikalischen Therapiemaßnahmen vertraut. Bäderbehandlung,
Reizstrom, Massagen, Krankengymnastik, Packungen, Kälte- oder
Wärmetherapie – die meisten Ärzte verordnen die wenigen Methoden, die sie selber kennen, oder noch schlimmer, Methoden,
die sie nicht kennen. Ärzte für physikalische Medizin sind darauf
spezialisiert, anhand von fachärztlichen Diagnosen und eigener
körperlicher Untersuchung, die Anwendungsmethoden auszu-
wählen, die den größten Erfolg versprechen. Wenn der Internist
„Krankengymnastik" oder der Orthopäde „Muskelaufbau" verordnet, weiß nicht jeder physikalische Therapeut, was damit gemeint
ist. Ärzte für physikalische Medizin müssen detaillierte Trainings-
programme für Patienten nach orthopädischen Operationen und
Unfällen erstellen können. Koronarsportgruppen, Fibromyalgie-
gruppen und Gangschulung nach Amputation verlangen wie bei
der medikamentösen Therapie präzise ärztliche Vorgaben über
die Trainingsdosis, um unerwünschte Wirkungen zu vermeiden.
Zur Behandlung chronischer Leiden werden auch Kenntnisse in
den Naturheilverfahren, der manuellen Medizin und der Neural-
therapie vermittelt. Die berufliche Rehabilitation ist dabei die
wichtigste sozialmedizinische Aufgabe der physikalischen Medizin. Regelmäßige Kontrolluntersuchungen der Patienten unter der
Therapie und Wechsel oder Anpassung der Behandlungsmaßnah-
men gehören zu den Aufgaben. Ausführliche Berichte über den
Verlauf und das Ergebnis der Behandlung müssen vor allem im
Reha- und Kurbereich angefertigt werden. Nacht- und Wochenenddienste sind in den meisten Einrichtungen nicht zu leisten.

Die wenigen Weiterbildungsstellen gibt es in großen Kliniken
oder aber im Reha- und Kurklinikbereich. Vom Antreten einer AiP-
Stelle an einer Kurklinik muss aber dringend abgeraten werden,
da sich im Anschluss nur noch äußerst begrenzte Möglichkeiten

für einen Wechsel ergeben. Hier würde man nach dem Rutschenprinzip zu weit unten einsteigen. Auf die Dauer der Weiterbildungsermächtigung des Ausbilders ist zu achten.

Die Weiterbildungszeit beträgt 5 Jahre, davon 3 Jahre physikalische Medizin. Auf die 3 Jahre ist nur 1 Jahr an einer Kureinrichtung anrechenbar. Zusätzlich sind je 1 Jahr Orthopädie oder Chirurgie und 1 Jahr Innere Medizin oder Neurologie Pflicht. 1 Jahr Praxistätigkeit wird anerkannt.

Facharzt für plastische Chirurgie

Dem Laien ist die plastische Chirurgie vor allem unter dem Begriff Schönheitsoperationen von Gesicht und Brust bekannt. Das Spektrum des Fachgebiets erstreckt sich jedoch viel weiter. So müssen Ärzte dieses Fachs angeborene Fehlbildungen und Leistenbrüche genauso operieren wie Replantationen von Fingern und Nerven, Krampfadern und Hauttransplantationen. Die Versorgung von Verbrennungspatienten ist eine Domäne dieses Fachgebiets. Wenn Tumoroperationen oder Verletzungen große Gewebsdefekte hinterlassen, müssen plastische Chirurgen mit Hilfe von Schwenklappentechniken die Wunde mit Haut- und Muskelgewebe decken. Mehrere Nachoperationen sind oft erforderlich, um ein funktionell und ästhetisch befriedigendes Ergebnis zu erreichen. Auch Organrekonstruktionen wie z.B. nach Brustamputation gehören zu diesem Bereich.

Weiterbildungsstellen sind nicht leicht zu bekommen, da das Fach für jüngere Mediziner attraktiv erscheint. Meist erfolgt der Wechsel in die plastische Chirurgie jedoch erst nach einigen Jahren allgemeinchirurgischer Tätigkeit. Nach Abschluss der Weiterbildung ergibt sich tatsächlich die Möglichkeit der Niederlassung, wobei das höhere Einkommen von plastischen Chirurgen durch den höheren Anteil an Privatpatienten bedingt ist. Eine gute Berufshaftpflichtversicherung ist in diesem Bereich angeraten, denn nicht immer entspricht das Endergebnis den Vorstellungen des selbst zahlenden Patienten.

Die Weiterbildungszeit beträgt 6 Jahre, wovon 6 Monate auf einer chirurgischen Intensivstation zu leisten sind. 1 Jahr aus anderen chirurgischen Fächern, der Anästhesie oder der Anatomie werden auf die Weiterbildungszeit angerechnet. 2 Jahre können in einer Praxis absolviert werden.

Facharzt für Psychiatrie und Psychotherapie

Psychiater müssen Patienten mit psychischen Störungen betreuen. Mit Hilfe spezieller Fragetechniken versuchen sie zunächst, die psychischen Auffälligkeiten zu beschreiben und nach Klassifikationssystemen einem bestimmten Syndrom zuzuordnen. Dazu gehören z.B. depressives Syndrom, psychotisches Syndrom, Neurose, demenzielles Syndrom ... Mit Hilfe weiterer Exploration und üblichen internistisch/neurologischen Untersuchungstechniken muss abgeklärt werden, ob es sich um eine organische Hirnerkrankung (Hirntumor, Enzephalitis, metabolische Störung, Intoxikation), um eine endogene Erkrankung der Psyche (Persönlichkeitsstörungen) oder um eine situativ-bedingte Störung (Depression nach Partnerverlust oder Missbrauch) handelt. Zum Ausschluss eines Hirntumors muss beispielsweise bei vielen Patienten eine Computertomographie des Kopfes durchgeführt werden. Insofern folgt die Psychiatrie einem streng schulmedizinischen Ansatz der Diagnostik und Differenzialdiagnose prinzipiell nachweisbarer Erkrankungen. Da eine kausale Therapie nur bei den hirnorganischen Psychosyndromen möglich ist, erfolgt die überwiegend medikamentöse Therapie heutzutage meist nach dem im Vordergrund stehenden Syndrom. Neurotische Störungen, Essstörungen oder Suchterkrankungen lassen sich jedoch besser mit verhaltenstherapeutischen Ansätzen behandeln. Der Erfolg der Therapie wird in Zusammenarbeit mit klinischen Psychologen mit Hilfe von standardisierten Tests und Fragebögen ermittelt. Bei der Therapie von Patienten mit Suchterkrankungen kommen Psychiater stark mit Patienten aus gesellschaftlichen Randgruppen in Kontakt. Der Umgang mit Suchtpatienten und deren Unzuverlässigkeit verlangt besondere Sicherheit beim Ausdruck von Autorität und Zuwendung. Auch in dem speziellen Bereich der forensischen Psychiatrie, der Behandlung von Straftätern mit psychiatrischen Leiden, werden besondere Anforderungen an das Urteilsvermögen von Psychiatern gestellt. Fehleinschätzungen können hier schnell unangenehme Folgen haben. Überhaupt müssen Psychiater oft zu der rechtlichen Verantwortlichkeit von Straftätern Begutachtungen vornehmen. Amtsärzte, die im Auftrag der Gerichte Begutachtungen durchführen, haben meist eine psychiatrische Ausbildung. Nicht zuletzt werden Psychiater im stationären Bereich zum Konsil gerufen, wenn die Suizidalität oder die Entscheidungsfähigkeit von Patienten akut beurteilt werden muss. Psychiater haben einen direkten Draht zum zuständigen Amtsrichter, der Maßnahmen gegen den Willen des Patienten anordnen kann, falls vom Psychiater eine Selbst- oder Fremdgefährdung attestiert wird. Von Psychiatern wird erwartet, dass sie einschätzen können, ob bei Randalierern oder Selbstmördern polizeiliche Gewaltanwendung notwendig ist. In psychiatrischen Kliniken sind also Nacht- und Wochenenddienste selten langweilig.

Weiterbildungsstellen gibt es an den Universitäten, in Großkliniken und etlichen Spezialkliniken. Nach Ende der Weiterbildungszeit haben Fachärzte für Psychiatrie und Psychotherapie viele Möglichkeiten. In vielen Ämtern und Behörden werden Psychiater für gutachterliche Aufgaben beschäftigt. Die Niederlassung bietet bei niedrigen Praxisinvestitionskosten ebenso eine gute Alternative. Aber die Psychiatrie ist auch ein Fach, in dem größte Forschungsanstrengungen zur Entwicklung neuer Therapiemöglichkeiten bei Schizophrenie oder Alzheimer-Demenz unternommen werden. Die Neurowissenschaften bieten ein florierendes Tätigkeitsfeld für experimentell Interessierte mit Ambitionen auf eine akademische Laufbahn.

Die Weiterbildungzeit beträgt 5 Jahre, davon muss 1 Jahr in der Neurologie abgeleistet werden. 6 Monate werden aus anderen neurologischen Fächern anerkannt. Auf die Weiterbildungzeit werden 2 Jahre Mitarbeit in einer psychiatrischen Praxis angerechnet.

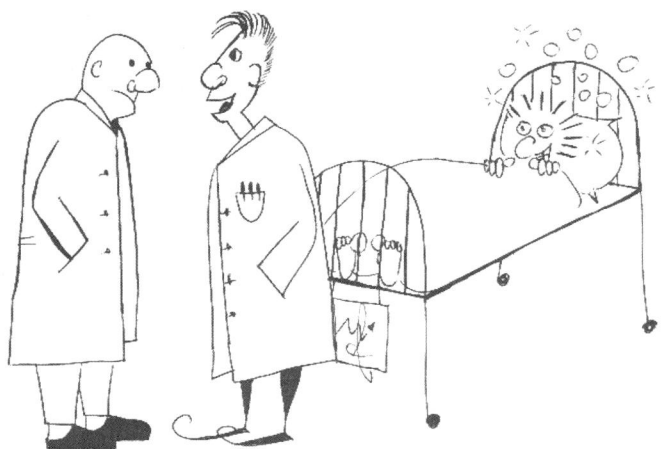

„Vor kurzem war ich noch selber Patient, aber wir wechseln hier die Rollen alle 6 Monate."

Facharzt für psychotherapeutische Medizin

Während die Psychiatrie eher einen hirnorganischen Ansatz verfolgt und z.B. bei der Schizophrenie nach den molekularen Ursachen im Gehirn forscht, fragt die psychotherapeutische Medizin nach den sozialen Ursachen von Verhaltensauffälligkeiten. Von der frühkindlichen Verhaltensprägung nach den Regeln Freuds bis zur Hackordnung des sozialen Rollenspiels, alles beeinflusst unser Verhalten und kann zu symptomatischen Fehlanpassungen führen. Fachärzte für psychotherapeutische Medizin behandeln Verhaltensauffälligkeiten, die sich nach ärztlicher Erfahrung mit psychoanalytischen, tiefenpsychologischen oder verhaltenstherapeutischen Methoden erfolgreich behandeln lassen. Auch die Methoden des Biofeedback oder des autogenen Trainings gehören dazu. Psychotherapeuten leiten Balint-Gruppen, supervisieren Arbeitsteams und führen Kriseninterventionen bei Konfliktsituationen durch.

Weiterbildungsstellen gibt es in psychiatrischen und psychotherapeutischen Fachkliniken. Nach Abschluss der Weiterbildung bieten sowohl die Kliniktätigkeit als auch die Niederlassung ausreichende Möglichkeiten. Im niedergelassenen Bereich ergibt sich jedoch eine Konkurrenzsituation mit anderen Berufsgruppen. Obwohl von Ärzten entwickelt, steht die Psychotherapie heute z.B. auch Psychologen offen. Psychotherapie wird sowohl von Psychiatern als auch von vielen Allgemeinmedizinern mit der Zusatzbezeichnung Psychotherapie angeboten.

Die Weiterbildungszeit beträgt 5 Jahre, davon 1 Jahr Psychiatrie. 6 Monate aus verwandten Fächern werden angerechnet. 2 Jahre Praxistätigkeit werden anerkannt.

Facharzt für Rechtsmedizin

Die forensische Medizin beschäftigt sich mit der Beurteilung von medizinischen Fragen im Zusammenhang mit Straftaten und unklaren Todesfällen. Rechtsmediziner haben die Obduktion bei Todesfällen aus unnatürlichen Umständen vorzunehmen. Sie besichtigen den Fundort bzw. Tatort und unterstützen die Spurensicherung bei offensichtlichen Straftaten, aber auch bei Verkehrsunfällen mit Todesfolge. Sie untersuchen Opfer und Täter von Straftaten, und dokumentieren die erhobenen Befunde in beweismittelfähiger Form. Sie entnehmen Opfern und Tätern Proben, durch deren Aufarbeitung ein kriminalistischer Verdacht bewiesen oder widerlegt werden kann. Das Methodenspektrum reicht von einfachem Beobachten (Erkennen des Umlagerns einer Leiche durch die Position der Leichenflecke) bis hin zu modernsten molekularbiologischen Methoden mit denen auch winzigste Spuren für eine Identifikation ausreichen. Vaterschaftskonflikte können anhand von genetischen Analysen genauso geklärt werden wie Täteridentifikation durch den Genvergleich von Blutresten am Opfer mit Mundschleimhautabstrichen, die bei einem Massenscreening gewonnen wurden. Blutalkoholbestimmungen und andere Drogennachweisverfahren gehören zu den rechtsmedizinischen Standardanalysen, mit denen auch die Einnahme von „normalen" Medikamenten überprüft werden kann. Zu den Aufgaben von Rechtsmedizinern gehört es, die Ergebnisse ihrer Untersuchungen in Form von Gutachten schriftlich zu verfassen und gegebenenfalls in Gerichtsverhandlungen dazu Stellung zu nehmen. Eigenmächtiges Ermitteln in Quincy-Manier ist in der Weiterbildungsordnung nicht vorgesehen. In rechtsmedizinischen Instituten sind aus den genannten Gründen Nacht- und Wochenenddienst notwendig.

Dem spärlichen Stellenangebot stehen nicht allzu viele Interessenten gegenüber, obwohl es sich um ein vielseitiges Fachgebiet handelt. Diese Umstand erklärt sich dadurch, dass sich Rechtsmediziner überwiegend mit den Schattenseiten des gesellschaftlichen Miteinanders auseinandersetzen müssen und Behandlungserfolge nicht zu erzielen sind. Die spannenden und oft auch faszinierend-moribunden Vorlesungen vieler rechtsmedizinischer Professoren führen jedoch dazu, dass sich immer wieder die richtigen Ärzte für dieses Fach entscheiden.

Die Weiterbildungszeit beträgt 5 Jahre, davon sind 1 Jahr in der Pathologie und 6 Monate in der Psychiatrie zu leisten. 6 Monate können aus den meisten anderen Fächern einschließlich der Anatomie angerechnet werden. 1 Jahr Praxistätigkeit wird akzeptiert.

Facharzt für Strahlenmedizin

Viele bösartige Tumorerkrankungen lassen sich mit Hilfe der Strahlentherapie erfolgreich behandeln. Strahlenmediziner betreuen daher überwiegend onkologische Patienten mit fortgeschrittenen Tumorleiden. Die Behandlung erfolgt je nach Zustand der Patienten ambulant oder stationär. Genaueste Kenntnisse über die Physik der verschiedenen verwendeten Strahlenarten und deren biologische Folgen sind erforderlich, um Fehldosierungen und Strahlenfolgeschäden zu vermeiden. Die hierfür geltenden rechtlichen Bestimmungen des Strahlenschutzes sind umfangreich. Zusätzliche onkologische Behandlungsmethoden wie Chemotherapie oder die Behandlung von strahlentherapeutischen Komplikationen (Glottisödem, Strahlenulkus, Dermatitis, Ösophagitis) müssen beherrscht werden. Dabei werden in diesem Fach Patienten aus allen anderen klinischen Fachgebieten behandelt. Ein breites medizinisches Allgemeinwissen ist somit auch in diesem speziellen Fach eine Voraussetzung. Strahlenmedizinische Einrichtungen finden sich in allen größeren Kliniken. Nacht- und Wochenenddienste sind im stationären Bereich erforderlich. Gelegentlich müssen Bestrahlungen auch akut bei onkologischen Notfällen (z.B. Hirnödem bei Hirntumor, Cava-superior-Syndrom bei Lungenkrebs, Querschnittslähmung bei Wirbelkörpermetastasen) durchgeführt werden.

Eine Stelle in der Strahlentherapie zu finden, ist nicht allzu schwer, da das Fach für Uniabsolventen zunächst wenig attraktiv erscheint. Viele Strahlenmediziner kommen als Quereinsteiger in das Fach, nachdem sie in der Radiologie oder aus Bereichen mit onkologischen Patienten Erfahrungen gesammelt haben. Insgesamt bietet das Fach gute Zukunftsaussichten. Die überwiegende Arbeit mit diesen vorselektierten Patienten erfordert jedoch ein hohes Maß an psychischer Belastbarkeit.

Die Weiterbildungszeit beträgt 5 Jahre, wovon 1 Jahr in der diagnostischen Radiologie und 1 Jahr im Stationsdienst zu leisten sind. 2 Jahre Praxistätigkeit sind anrechenbar.

Facharzt für Transfusionsmedizin

Das Fachgebiet der Transfusionsmedizin umfasst die Entnahme von Blutspenden sowie die Herstellung, Testung und Anwendung von hieraus gewonnenen Blutprodukten. Transfusionsmediziner müssen potenzielle Blutspender bezüglich vorhandener Spenderisiken untersuchen, einschließlich Eigenblutspendern. Sie müssen mit den technischen Apparaturen zur Separation von Blutbestandteilen vertraut sein und auch Transfusionszwischenfälle behandeln können. Ihnen obliegt die Einhaltung der gesetzlichen Bestimmungen im Zusammenhang mit der Gewinnung und Verwendung von Blutprodukten. In transfusionsmedizinischen Abteilungen werden alle relevanten Antigen- und Antikörperbestimmungen durchgeführt. Transfusionmediziner müssen auch therapeutische Plasmapherese oder Immunadsorptionsbehandlungen selbstständig durchführen.

Weiterbildungsstellen gibt es bei den entsprechenden Abteilungen großer Krankenhäuser, manchen Gesundheitsämtern und den Blutspendediensten der großen Hilfsorganisationen. Nacht- und Wochenenddienste müssen übernommen werden, um jederzeit technische Fragen zu der Verwendung von Blutkonserven beantworten zu können.

Die Weiterbildungszeit beträgt 5 Jahre, davon 2 Jahre in der Anästhesie, Inneren Medizin, Chirurgie, Herzchirurgie, Orthopädie oder Urologie. 1 Jahr kann in einer Praxis absolviert werden.

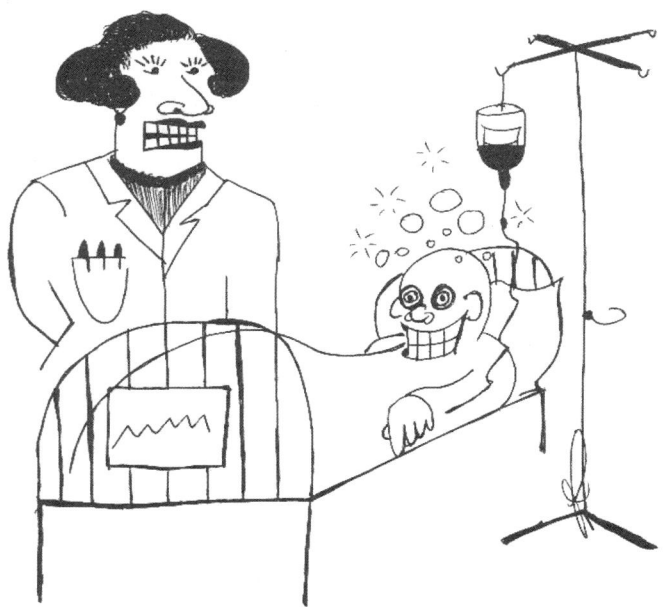

„Na, wie fühlen Sie sich jetzt nach der Blutkonserve von Pamela Anderson?"

Facharzt für Urologie

Urologen behandeln Fehlbildungen und Erkrankungen des männlichen Urogenitalsystems und der weiblichen Harnorgane. Sie versorgen Menschen vom Säuglings- bis hin zum Greisenalter. Die Vorhautverengung des Kleinkindes, die Prostatavergrößerung des älteren Mannes, die Blasenentzündung der jungen Frau sind häufige von Urologen behandelte Erkrankungen. Aber die Urologie ist vor allem ein chirurgisches Fach. Prostatakrebs, Nierentumoren und Schrumpfnieren werden durch große Flankenschnitte oder transabdominell operiert. Blasentumoren oder Prostatavergrößerungen können auch durch die Harnröhre endoskopisch versorgt werden. Urologen haben mit einem hohen Prozentsatz an onkologischen Patienten zu tun, vorwiegend mit Prostata-, Blasen- und Nierenkrebs. Aber auch die Andrologie, die Störungen der männlichen Sexualfunktionen behandelt, gehört in den Bereich der Urologie. Patienten mit Nieren- und Harnleitersteinen werden entweder endoskopisch oder mit Stoßwellentherapie behandelt.

Die Urologie ist kein Männerfach. Auch viele Frauen wählen dieses Fachgebiet. Weiterbildungsstellen gibt es an jedem größeren Krankenhaus. Eine Stelle zu finden ist nicht allzu schwer, zumal man auch über die Chirurgie relativ leicht in die Urologie wechseln kann. Wegen etlicher urologischer Notfälle wie Hodentorsion, Nierenkolik oder Harnverhalt sind urologische Nacht- und Wochenenddienste selten langweilig. Nach Abschluss der Weiter-

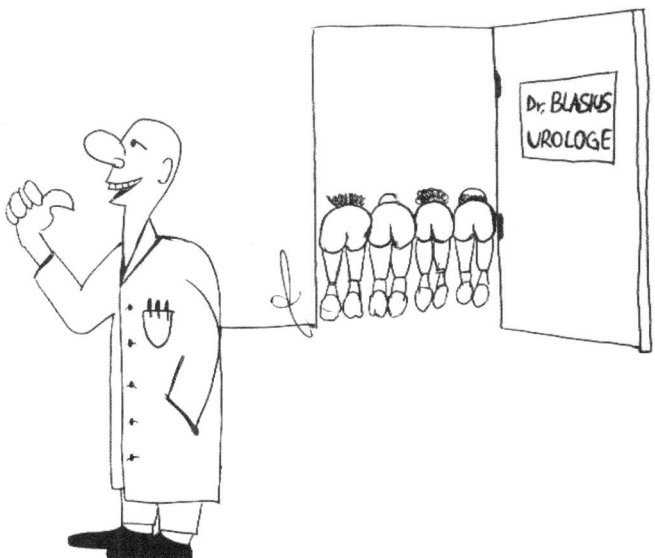

„Schwester! Fingerlinge!! Heute ist Prostatasprechstunde."

bildung eröffnet die Niederlassung auch ohne die große urologische Chirurgie ein breites Spektrum an Behandlungsmöglichkeiten. Selbst verantwortliche Positionen in der Klinik sind nicht allzu schwer zu bekommen, da es sich überwiegend um kleinere Abteilungen handelt, die aber doch an den meisten Häusern vorhanden sind.

2

Die Weiterbildungszeit beträgt 5 Jahre, wovon 1 Jahr in der Allgemeinchirurgie zu leisten ist. Auf die 4 Jahre Urologie können 6 Monate Gynäkologie, Kinderchirurgie, plastische Urologie oder Anatomie angerechnet werden.

3   Die Klinik

3.1 Hurra, ich habe das Physikum bestanden!
Das ganze Studium ist erst der Anfang.

Freuen Sie sich, viele haben das Physikum nicht bestanden. Es stellt eine wirklich hohe Hürde dar. Aber jetzt geht's erst richtig los. Nach jeder Prüfung folgen größere Herausforderungen. Die nächsten Staatsexamina, das AiP, die Facharztausbildung, die Niederlassung oder die Habilitation, die Oberarztposition und die weitere Krankenhaushierarchie. Sie haben bislang also die Formalqualifikation für den weiteren Weg erworben. Besonders qualifiziert haben Sie sich durch das Physikum noch nicht. Die Noten sind nicht das einzige Maß für Ihre Leistung. In Zukunft müssen Sie mehr für Ihre Laufbahn tun, als Examen zu bestehen und gute Noten zu haben.

Jetzt ist der beste Zeitpunkt, um die Universität zu wechseln, selbst wenn Sie sich dort wohl fühlen. Wenn Sie Biographien erfolgreicher Ärzte lesen, werden Sie feststellen, dass die meisten an 2 oder 3 Universitäten studiert haben. Reisen bildet. Sie lernen dabei mehr Leute, mehr Schulen und mehr Infrastrukturen kennen. Mit den 3 Kartons Klamotten und den paar Dinger, mit denen Sie Ihre Zimmer ausstaffiert haben, können Sie auch noch relativ leicht umziehen. Wechseln Sie daher jetzt an die Universität, von der Sie sich die beste Ausbildung versprechen. Wechseln Sie vor allem dorthin, wo Sie eine gute Promotion machen können. Lesen Sie hierzu das Kapitel 4. Suchen Sie sich für „Ihren" Fachbereich den für Ihr Forschungsinteresse optimalen Doktorvater. Besuchen Sie Ihn bereits vor dem Physikum und vereinbaren Sie ein Promotionsthema. Wechseln Sie dann den Studienort. Zugegeben, dies alles ist nicht ganz ohne Aufwand, aber wenn Sie die ZVS zu Beginn des Studiums irgendwohin verschickt hat, wollen Sie wahrscheinlich sowieso wechseln. Berücksichtigen Sie aber den optimalen Doktorvater für Ihr Fernziel bei der Entscheidung, wohin Sie tauschen. Wenn Sie gar noch daheim studieren, und noch schlimmer, daheim wohnen, dann aber nichts wie weit weg, um endlich erwachsen zu werden. Hängen Sie nicht allzusehr am sozialen Umfeld. Auch Ihre ältesten Schulfreunde werden demnächst wegziehen. Niemand kann bis zur Rente in der gleichen Dorffußballmannschaft mitspielen. Auch die allerwenigsten Studienfreundschaften halten über das Studium hinaus. Oder sind Sie bereits jetzt schon so konservativ, dass Sie keine Veränderungen vertragen? Mobilität und Unabhängigkeit sind beliebte Auswahlkriterien bei Berufsanfängern. Sie werden sich später gerne an dieses Leben erinnern, wenn Sie familienbedingt weniger mobil geworden sind. Viele Medizinerpaare wechseln gemeinsam den Studienplatz, famulieren gemeinsam in Chile und gehen gemeinsam zum PJ an die Harvard Universität in Boston.

Nach dem Physikum ist der Fluss der Kurse und Vorlesungen langsamer. Man könnte meinen, Sie hätten mehr Zeit. Aber Achtung! Sie haben nicht mehr Zeit. Man lässt Ihnen mehr Zeit, damit Sie sich selbst mehr um Ihre eigenen Ziele kümmern können. Das enge Korsett des streng verschulten Medizinstudiums wird etwas lockerer. Die Anzahl der Testate und Prüfungen wird etwas weniger. Jetzt spätestens kommt der Zeitpunkt, an dem Sie nicht mehr Ihre Dozenten fragen müssen: Was soll ich tun, damit es voran geht? Jetzt, wo Sie etwas mehr Luft haben, müssen Sie sich selber diese Frage beantworten, und neben dem Vorlesungsplan Ihre eigenen Lernziele verfolgen. Sie müssen sich durch Fragen, Lesen, Anschauen und Famulieren Ihr späteres Arbeitsgebiet eingrenzen. Sie müssen sich die Vision Ihres Langzeitziels formulieren und dann die wenige freie Zeit zur Qualifikation für dieses Fach nutzen.

! Karrieretipps konkret:
1. Freuen Sie sich über das bestandene Physikum, aber schöpfen Sie aus diesem Erfolg die Kraft für größere Taten.
2. Das ganze Studium ist nur der Anfang Ihrer Berufslaufbahn, nehmen Sie die Kurzzeitziele zwar ernst, aber haben Sie zusätzlich immer auch Ihr Fernziel im Auge.
3. Wechseln Sie an eine Universität, an der Sie die besten Voraussetzungen für eine erfolgreiche Promotion in dem Fachgebiet Ihres Fernziels finden.
4. Wenn Sie bislang noch daheim studiert haben, dann wechseln Sie jetzt.
5. Nutzen Sie den nach dem Physikum etwas gewachsenen Freiraum im Stundenplan, um sich für Ihr Fernziel zu qualifizieren (Promotionsarbeit). Verfolgen Sie neben dem Lernplan Ihre eigenen Ziele und benutzen Sie das Studium und die Universität dafür.

3.2 Das Langzeitziel II.
Jetzt wird's höchste Zeit.

Sie haben sich vielleicht während der Vorklinik noch gedacht: Jetzt will ich erst einmal sehen, wie das alles so läuft. Ein Berufsziel kann ich mir später immer noch setzen. Aber in der Klinik wird es nun höchste Zeit, die Bemühungen zu konzentrieren, sonst laufen Sie später denen hinterher, die ihre Hausaufgaben gemacht haben. Wahrscheinlich haben Sie schon angefangen, sich umzuhören. Sprechen Sie mit möglichst vielen Leuten, um herauszufinden, wie die Arbeitsbedingungen in den verschiedenen Bereichen sind. Verlassen Sie sich dabei nicht auf die ebenfalls unterentwickelten Eindrücke Ihrer Semesterkollegen, sondern reden Sie mit Kursleitern, PJ-Studenten, Ärzten im Praktikum oder Stationsärzten. Reden Sie mit Ihrem Hausarzt, Ihrem Sportarzt, usw. Fragen Sie die Leute nach ihrem Berufsweg. Erkundigen Sie sich nach den Arbeitsbedingungen, den Berufschancen, nach den Mechanismen, die den jeweiligen Stellenmarkt regulieren. Sammeln Sie Informationen über Arbeitszeiten, Aufstiegschancen, Konkurrenzdruck. Sprechen Sie mit ihnen über ihre Zufriedenheit im Beruf, die Vor- und Nachteile des jeweiligen Faches. Fragen Sie nach Möglichkeiten für das jeweilige Fachgebiet und die hierarchische Position, die Sie selbst am meisten interessiert, um bereits während des Studiums Pluspunkte für die zukünftige Bewerbung zu sammeln. Der eine oder andere kann Ihnen vielleicht eine gute Laboradresse oder Famulaturstelle vermitteln. Ein derartiges Gespräch kann auch eine gute Gelegenheit zum Kontakt mit dem Dozenten nach einer Vorlesung sein. Dozenten freuen sich immer, wenn einzelne, besonders motivierte Studenten Interesse an ihrem Fachgebiet zeigen. Nutzen Sie die Eitelkeit derer, die Ihnen einige Jahre voraus sind, und profitieren Sie von ihren Erfahrungen und Empfehlungen.

Bedenken Sie bei der Auswahl Ihres Interessengebietes aber auch Ihre weitere persönliche und private Entwicklung. Für eine Frau mit Kinderwunsch kann es sinnvoller sein, sich von Anfang an auf ein Fach zu fixieren, in dem Halbtagsbeschäftigungen oder Ausfallzeiten möglich sind. In der universitären Chirurgie kann eine Schwangerschaft schnell zum Abbruch der Facharztausbildung beitragen, da Ausfallzeiten in operativen Fächern nicht überall anstandslos toleriert werden. Die derzeit üblichen 1- bis 2-Jahresverträge machen es Chefs leicht, nicht voll einsatzbereite Mitarbeiter schnell wieder loszuwerden. Teilzeitbeschäftigungen sind in manchen Einrichtungen annähernd unmöglich. Wer hingegen von Beginn an ein Fach anstrebt, das sich mittelfristig mit einer Großfamilie, dem Leistungssport oder dem Bauernhof vereinbaren lässt, erhöht seine Chancen, die Facharztausbildung auch wirklich abzuschließen.

Versuchen Sie also für den beruflichen Bereich wie auch für Ihr Privatleben eine Vision zu formulieren. Auch wenn man während des

Studiums nicht von Kindern umgeben sein möchte, kann man doch ungefähr abschätzen, welchen Stellenwert Sport, Familie oder andere Verpflichtungen für das persönliche Lebensglück haben werden. So lässt sich der häufig anzutreffende Zwiespalt zwischen beruflichen und privaten Zielen, der für die Betroffenen immer Stress und Unzufriedenheit bedeutet, schon frühzeitig umgehen. Bedenken Sie: Ärzte sind in der Alkohol- und Drogensuchtstatistik überdurchschnittlich vertreten. Sie erleiden nicht selten schwere Depressionen oder begehen Selbstmord. Ursache ist häufig die berufliche Überbelastung und der fehlende private Ausgleich. Dem in einem regen Sozialnetz eingebundenen Studenten mag es vielleicht noch schwer vorstellbar erscheinen, doch können Ärzte nach der Ausbildung durch hohe berufliche Ansprüche und unterentwickeltes Privatleben in ein soziales Dilemma geraten, das durch die Verfügbarkeit und scheinbare Kontrollierbarkeit von Psychopharmaka in die Abwärtsschraube einer Suchtproblematik führt. Berücksichtigen Sie daher beim Abstecken Ihrer beruflichen Ziele Ihre Belastbarkeit und Ihre privaten Bedürfnisse.

Karrieretipps konkret:
1. Nach dem Physikum wird es höchste Zeit, sich eine Vision des Berufsziels zu erarbeiten.
2. Sprechen Sie mit möglichst vielen Leuten über ihre Erfahrungen in ihren Fachgebieten. Erkundigen Sie sich nach den Arbeitsbedingungen und den Möglichkeiten, bereits während des Studiums, die richtigen Weichen zu stellen. Knüpfen Sie Kontakte.
3. Versuchen Sie auch, Wünsche für Ihr zukünftiges Privatleben zu formulieren. Prüfen Sie, ob sich Ihre beruflichen und privaten Ziele miteinander vereinbaren lassen. Durch Wahl eines Fachgebiets, das Ihnen genug Freiheiten für Ihre privaten Ziele lässt, können Sie sich vielleicht eine abgebrochene Facharztausbildung, eine Scheidung oder auch sonst viel Stress, Frust und Unzufriedenheit (im schlimmsten Fall Krankheit) ersparen.

3.3 Das Beziehungsnetz.
Keine Beziehungen? Selber schuld!

Manche denken: Es gibt Menschen mit Beziehungen, und es gibt Menschen ohne. Die mit dem Vitamin B kommen irgendwie immer schneller weiter, oder schnappen den armen, normalen Leuten immer alles vor der Nase weg. Soweit stimmt die Geschichte. Aber, Beziehungen hat man nicht so einfach irgendwoher, mal von den wenigen Prinzen oder Professorenkindern abgesehen. Dass

Ihr Vater verdienter Landarzt im Bayerischen Wald ist, wird Ihnen bei der ZVS wenig nützen. O.k., sagen Sie, meinen Studienplatz habe ich auch ohne Beziehungen bekommen, weil ich einfach gute Leistungen habe, und so werde ich es auch weiter halten. In einem korrupten System will ich gar nicht erst mitspielen. Das ist eine lobenswerte Einstellung, denn glücklicherweise leben wir in einem Land, wo man es mit dieser Einstellung ziemlich weit bringen kann. Aber es lässt sich leicht zeigen, warum es für jeden äußerst nützlich ist, ein gut funktionierendes Beziehungsnetz aufzubauen. Hier einmal 12 Beispiele, um Sie zu überzeugen:

3

1. Sie müssen beim Auszug Ihre Wohnung renovieren, haben zwei linke Hände und kein Geld für eine Malerfirma.
2. Sie kennen nur schmalbrüstige Akademiker, die Ihnen beim Umzug höchstens ein paar Topfpflanzen schleppen können.
3. Sie haben Zahnschmerzen, kennen aber an Ihrem neuen Studienplatz noch keinen Zahnarzt, dem man vertrauen könnte.
4. Ihr Auto ist kaputt, und Sie haben kein Geld für eine Reparatur beim Vertragshändler. Für einen Kauf fehlt Ihnen ein versierter Gutachter von Gebrauchtwagen.
5. Man verklagt Sie. Der Anwalt Ihrer Rechtsschutzversicherung hat aber noch nie von Ihnen gehört, und somit keinerlei persönliches Interesse an dem Ausgang des Verfahrens.
6. Sie haben keine Ahnung, wie man eine Promotionsarbeit schreibt, und Ihr Doktorvater hat nun wirklich keine Zeit, sich dafür mit Ihnen stundenlang hinzusetzen.
7. Sie wollen eine zugkräftige Auslandsfamulatur machen, aber alle renommierten Kliniken sagen dankend ab, da niemand vorher für Sie dort in einem 5-Minuten-Telefonat schon alles abgesprochen hat.
8. Sie bewerben sich fürs AiP, aber niemand will 10 Minuten vor Ihrem Vorstellungsgespräch bei dem zukünftigen Chef anrufen und Sie eindringlich empfehlen.
9. Sie regeln Ihre Geldangelegenheiten mit einem Anlageberater, der keinen einzigen persönlichen Grund kennt, in Ihnen nicht ausschließlich eine Provisionsquelle zu sehen. Auf eine bedarfsgerechte und für Sie vorteilhafte Beratung hoffen Sie vergeblich. Stattdessen bezahlen Sie sich für eine Fehlanlage dumm und dämlich.
10. Jemand aus Ihrer Familie wird krank und alle wundern sich, dass Sie als Arzt nicht irgendeine Koryphäe kennen, die Ihnen zuliebe für eine besonders gute Behandlung sorgt.
11. Sie wollen sich trotz Zulassungssperre des Gebiets eine Praxis eröffnen und weder der örtliche KV-Vorsitzende noch der Oberkreisdirektor sind gute Bekannte von Ihnen.

12. Sie bewerben sich auf eine C4-Professur und weder der Dekan noch die Fakultätsratsmitglieder oder der zuständige Regierungsrat sehen irgendeinen Grund, sich für Sie persönlich einzusetzen.

Wie Sie sehen, können Ihnen in Situationen des täglichen Lebens, wie auch bei der beruflichen Weiterentwicklung, Kontakte zu anderen helfen, mit Problemen schneller oder überhaupt erst fertig zu werden. Diese Kontakte sind in der Regel nicht über Papa vererbbar, sondern Sie müssen sie sich selber schaffen. Zu diesem Thema gibt es eine ganze Reihe von guten Büchern, die Sie im Buchhandel in der Rubrik Management und Wirtschaft finden. Was in der Industrie und Politik im großen Stil praktiziert wird, müssen Sie in Ihr Selbstmanagement integrieren. Sie müssen Lobbyist in eigener Sache werden. Beginnen Sie damit während des Studiums, denn bereits während der Promotion, der Kurse und des Praktischen Jahres können Ihnen die richtigen Kontakte sehr nützlich sein. Kontakte zu pflegen, heißt nicht zum Schleimer zu werden. Sie müssen nur lernen, das soziale Getriebe durch Aufmerksamkeit und Aufmerksamkeiten reibungslos zu Ihren Gunsten laufen zu lassen. Auf diese Weise lernen Sie auch viel schneller als andere, wie dieses Getriebe funktioniert. Dieses Kapitel kann und will kein Buch oder Seminar zu diesem Thema ersetzen. Hier nur ein paar kleine erste Tipps:

- Adressen, Geburtstage und E-mail-Adressen der Freunde und Bekannten mit ein paar persönlichen Notizen sollte man stets bei sich haben. Jeder freut sich, wenn er nicht nur ein Kärtchen/eine E-mail zu Weihnachten und zum Geburtstag, sondern auch zum Abiturjahrestag, Hochzeitstag oder zum Geburtstag des Lebenspartners erhält. Außerdem ist es immer angenehm, wenn man einen Bekannten nach längerer Zeit wieder trifft, und doch noch weiß, wie die Kinder und der Partner mit Vornamen heißen.
- Knüpfen Sie Kontakte zu Leuten, *bevor* Sie sie benötigen. So sind Sie selber lockerer und bekommen kein Schnorrerimage.
- Wie ein Headhunter können Sie sich bestimmte Schlüsselpersonen gezielt vornehmen, zu denen Sie Kontakt aufnehmen möchten. Manchmal kommt man erst indirekt über andere (über den Stationsarzt zum Oberarzt und so zum Chefarzt) an die eigentliche Zielperson.
- Bedenken Sie immer: Wenn Sie etwas wollen, müssen Sie auch etwas bieten. Einem zukünftigen Chef können Sie Ihre volle Arbeitskraft und Ihre Spezialkenntnisse anbieten. Aber treten Sie niemals mit einer Bitte an jemanden heran, ohne überdacht zu haben, ob sich nicht auch ein Vorteil für Ihren Gesprächspartner aus Ihrem

Anliegen ableiten lässt. Ob Sie ein Stipendium beantragen oder sich auf eine Stelle bewerben, überlegen Sie immer zuerst, warum das Los ausgerechnet Ihnen zukommen soll. Versuchen Sie dem Gegenüber unterschwellig klar zu machen, dass Sie ihm mit Ihrem Angebot eine super Gelegenheit bieten. Da Sie kein Schmiergeld bezahlen wollen, müssen Sie Ihr Gegenüber durch sachliche Vorteile überzeugen. Schon viele AiPs haben sich ihre Assistentenstelle „verdient", indem Sie dem Chef irgendeine lästige Pflicht aus freien Stücken abgenommen haben. Schon ein Zeugnis zu schreiben ist, für denjenigen, der es tun muss, eine Belastung. Bieten Sie an, es selber zu schreiben. Wenn Sie eine Empfehlung für eine Laborfamulatur brauchen, bieten Sie an, eine Spezialmethodik oder einen speziellen Antikörper von dort mitzubringen. Da kommt für Ihren Mentor gleich eine ganz andere Motivation auf, sich für Sie einzusetzen.

- Wenn Sie umziehen, erkunden Sie durch Herumfragen Ihr neues Umfeld. Finden Sie einen guten Hausarzt, einen zuverlässigen Zahnarzt, einen Rechtsanwalt, eine günstige Autowerkstatt. Seien Sie freundlich zu den Nachbarn, vielleicht können Sie die Jungs von nebenan zum Möbelschleppen gewinnen, die Oma von oben gießt im Urlaub die Blumen und der Hausmeister besorgt Ihnen doch noch, was es eigentlich nicht mehr gibt.
- Bedanken Sie sich immer. Für jeden Rat, für jede Kleinigkeit. Kleine Aufmerksamkeiten erhalten die Freundschaft. Schlagen Sie, wenn immer möglich, an Sie gerichtete Bitten nicht aus.
- Nutzen Sie das Beziehungswerk Ihrer Bekannten und stellen Sie Ihre Kontakte anderen zur Verfügung (Motto: ich kenne da jemanden, wenn du willst, rufe ich ihn an, ob er dir weiterhelfen kann).

Karrieretipps konkret: ...

1. Jeder Mensch braucht Beziehungen für private und berufliche Angelegenheiten. Beginnen Sie früh damit, sich ein Beziehungsnetz aufzubauen.
2. Pflegen Sie Ihr Beziehungsnetz durch kleine Aufmerksamkeiten. Ein Fundus von Basisinformationen wie Geburtstage, Name der Kinder, Geburtsort, Hobbys ... hilft Ihnen, dem Small Talk eine persönliche Note zu geben.
3. Erkennen Sie Schlüsselfiguren und versuchen Sie gezielt, an Sie heranzukommen.
4. Geben Sie mehr als Sie verlangen, nur so werden Ihre Beziehungen belastbar für den Fall, dass Sie sie wirklich benötigen.
5. Wenn Sie Beziehungen zu Ihrem Vorteil nutzen wollen, erbringen Sie immer eine Gegenleistung. Auch der beste Freund wird Ihnen umso mehr helfen, je eher er selber einen Vorteil in der Sache für sich erkennen kann.

3.4 Die Kurse.
Muss man wirklich überall hin?

3

Als erstes müssen Sie sich den Gegenstandskatalog besorgen. Er ist im Buchhandel erhältlich. Hier sind alle Themengebiete aufgelistet, die für die Prüfungen von Ihnen erwartet werden. Nur wer weiß, was er wissen muss, weiß, was er lernen muss. Natürlich müssen Sie für das II. und III. Staatsexamen alles wissen, was im Gegenstandskatalog aufgeführt ist. Zumindest müssen Sie es für die Prüfungszeit in Ihrem Kurzzeitgedächtnis speichern. Da nur die allerwenigsten Studenten den vollen Umfang des notwendigen Wissens im Langzeitgedächtnis abspeichern können, mag es nicht für jeden Lerntyp rational erscheinen, jede Vorlesung zu besuchen. Die allermeisten Ärzte würden nach 1–2 Jahren Ihr Examen nicht noch einmal bestehen, denn nach dem Studium kommt es zu einer neuen Lernphase, in der man weniger Dinge ganz genau wissen muss. Der Großteil des Studiumswissens verliert sich dann in den Tiefen des neuronalen Netzwerks. Insofern sollten Sie sich Ihren Stundenplan noch einmal genauer ansehen. Also Pflichtkurse sind natürlich Pflicht, wenn die Anwesenheit durch Unterschriften oder Scheine nachgewiesen werden muss. Hier rumzutricksen wäre sicherlich falsch und unwürdig. Aber muss man wirklich morgens um 8 Uhr in die allgemeine Pharmakologie, wenn es der individuelle Lerntyp erlaubt, sich das Thema aus einem Buch viel schneller anzueignen? Selbst potenziell spannende Vorlesungen wie die große Chirurgie-Vorlesung können recht demotivierend sein, wenn der Dozent weniger gut dozieren als operieren kann. Diamaterial von vor 30 Jahren, nicht anwesende Patienten oder der Jungassistent als Vertreter des Chefs eignen sich kaum, um das Prüfungswissen zu vermitteln. Stattdessen können schwach besuchte klinische Visiten, die im Vorlesungsverzeichnis ganz hinten stehen, sich als wahre Perlen erweisen. Vier wirklich interessierte Studenten am Nachmittag zur Privatvisite mit dem Oberarzt bei ausgewählten Fällen – kann bei guter Nachbereitung zu Motivation und Lernerfolg wesentlich mehr beitragen.

Wenn Sie sich Ihren Semesterstundenplan schreiben, tragen Sie also zuerst die absoluten Pflichtveranstaltungen ein. Dort müssen Sie hin. Schauen Sie das Vorlesungsverzeichnis genau daraufhin durch, was Sie darüber hinaus noch interessiert. Hören Sie sich aber auch um, was sonst noch geboten wird. Mundpropaganda spielt hier eine große Rolle. Die Interessen, die Lerntypen und die langfristigen Zielsetzungen sind jedoch häufig verschieden. Problematisch sind auch Vielmännervorlesungen, bei denen alle

2 Wochen andere Dozenten lesen. An manchen Unis wird die große Innere-Vorlesung in verschiedenen Kliniken doppelt gehalten. Besuchen Sie die bessere, auch wenn es 10 Minuten länger mit dem Fahrrad dauert. Ein guter Dozent ist für Sie Gold wert.

Sie suchen und brauchen Vorbilder, an denen Sie sich auch menschlich orientieren können. Für eine gute Vorlesung sollte Ihnen daher kein Weg zu weit sein. Versuchen Sie aber, wo immer es möglich ist, einen Vorlesungsplan zur verlangen. Auch wenn nur selten Pläne verteilt werden, lassen sich viele Dozenten dazu bewegen. So haben Sie die Möglichkeit, sich die Rosinen rauszupicken, und Sie vermeiden das endlose Rumsitzen bei langweiligen Themen.

Am Anfang des Semesters sind die Vorlesungen und Kurse in der Regel gut besucht, da jeder erst mal die Qualität einer Veranstaltung und seine persönliche Eignung prüfen will. Gegen Ende des Semesters reduziert sich die Teilnehmerzahl meist auf den harten Kern. Planen Sie also in jedem Semester die ersten 2 Wochen als Orientierungswochen ein, um abzuchecken, welche Veranstaltungen Sie weiter besuchen wollen. Finden Sie auch heraus, ob Sie Kurse „vorziehen" können. Manche Spezialisten haben in 4 Semestern schon fast alle Kurse der Klinik hinter sich. Allerdings dürfte hier wohl wenig Zeit für die (wichtigere) Promotion geblieben sein. Im Einzelfall kann es aus terminlichen Gründen (vor Prüfungen) günstiger sein, wenn man einzelne Kurse bereits vorher absolviert, und somit etwas mehr Zeit zur Vorbereitung zur Verfügung hat. Dies ist besonders vor dem II. Staatsexamen wichtig, da die ersten Prüfungen oft schon kurz nach Semesterende beginnen können.

Kurzum, es gilt die Aufforderung: Nehmen Sie Ihr Studium selbst in die Hand, und trotten Sie nicht nur einem verschulten Ablauf hinterher. Stellen Sie Ihren Stundenplan nach Pflichten, Ihrem Lerntyp und Ihrem persönlichen Interesse, aber auch nach den Erfordernissen Ihrer Prüfungen, Promotion und Nebenjobs zusammen.

Noch ein Letztes. Bedenken Sie bei all dem: Große Fächer sind groß (Innere, Chirurgie, Gynäkologie, Neurologie), kleine Fächer sind klein (HNO, Augen, Rechtsmedizin). In den großen Fächern gibt es viele Examensfragen, in den kleinen Fächern wenige. D.h. ein kleines Fach können Sie schon mal schleifen lassen, jedoch niemals eins der großen.

! Karrieretipps konkret:

1. Besorgen Sie sich den aktuellen (!) Gegenstandskatalog für Ihre als nächstes bevorstehende Prüfung.

2. Manches abstruse Wissen (Physik, manche Teile der Biochemie und vieles andere mehr) müssen und können Sie allenfalls kurzfristig um die Prüfung herum in Ihr Gedächtnis zwängen. Belasten Sie sich nicht jetzt damit, sondern schreiben Sie alles in Ihr Skript (s. Kapitel 1.4).

3. Besuchen Sie alle Pflichtveranstaltungen.

4. Durchforsten Sie das Vorlesungsverzeichnis nach allen interessanten Vorlesungen und Kursen. Fragen Sie andere nach interessanten Veranstaltungen. Suchen Sie auch nach kleineren, freiwilligen Veranstaltungen (klinische Oberarztvistite für Interessierte …) in Ihrem Lieblingsfach.

5. Testen Sie in den ersten Semesterwochen alle für Sie interessanten Vorlesungen und Kurse. Legen Sie dann Ihren definitiven Stundenplan fest.

6. Verlangen Sie, wenn immer es geht, einen Vorlesungsplan, damit Sie sich einerseits vorbereiten, andererseits uninteressante Themen auslassen können.

7. Für eine ausgezeichnete Innere- oder Chirurgie-Vorlesung sollten Sie ruhig früh aufstehen. Gute Vorlesungen sind selten. Bereiten Sie sich auf das jeweilige Thema vor.

8. Prüfen Sie, ob es sich lohnt, Kurse aus dem übernächsten Semester in das nächste vorzuziehen. So können Sie mehr Zeit für die Examensvorbereitung gewinnen.

9. Lassen Sie sich nicht dazu verleiten, die „großen" Fächer zu vernachlässigen.

3.5 Jobben.
In der Kneipe oder als Sitzwache.

Den meisten Studenten mangelt es vor allem an einem: an Geld. Selbst wenn Eltern oder Bafög etwas zum Lebensunterhalt beisteuern, übersteigen in der Regel die Kosten für Wohnung, Bücher und Freizeit die Mittel, die einem zur Verfügung stehen. Spätestens, wenn andere Ihre Famulaturen auf Tahiti verbringen, empfindet man das Bedürfnis, die finanzielle Lage zu verbessern. Die Möglichkeiten, an Geld zu kommen, sind wie immer vielfältig. Neben klassischen Einnahmequellen für Studenten wie Nachhilfestunden geben, Taxifahren, Nachtwachen, Kneipenbedienung, Kinokasse, Radbote etc. ergeben sich immer mehr Online- oder Call-Center-Jobs. Natürlich gibt es Vorlieben oder regional unter-

schiedliche Möglichkeiten, die Sie vor allem auch den zeitlichen Ansprüchen des Studiums unterordnen müssen. Hierzu
nur 3 Tipps:

- Lassen Sie sich nicht des lieben Geldes wegen dazu verleiten, Ihre
Studienzeit um 1 Semester zu verlängern Das Studium hat immer
Vorrang. Wenn Sie schon 1 Semester dranhängen müssen, dann
nur wegen einer ausgezeichneten Promotion, niemals aus ande-
ren Gründen, denn es wird immer ein Kriterium Ihrer Leistungsfähigkeit sein, in welcher Zeit Sie Aufgaben lösen können. Da sollten
Sie nicht wegen ein paar Mark schon eine verlängerte Studien-
zeit aufweisen müssen. Arbeiten Sie also lieber 1 Monat in den
Semesterferien, oder noch besser parallel zum Studium einige
Stunden pro Woche. Sie werden später im Berufsleben Ihre Woche auch auf die Bereiche Beruf, Familie, Freizeit verteilen müssen.
Da gibt's keine Semesterferien mehr. Lernen Sie daher frühzeitig,
mehrere Anforderungen parallel zu absolvieren: 1 Nacht pro
Woche Taxi fahren, 1 Tag im Call-Center, 1 Nacht Sitzwache oder
jeden Abend 2 Stunden Online-Dienste ableisten.
- Versuchen Sie am besten, im Gesundheitswesen Ihr Geld zu verdienen. Beliebtester Job: Sitzwache bei Schwerkranken oder
Nachtschichten im Pflegebereich. Fragen Sie in den höheren Semestern nach den Kontaktleuten, die die Einteilungen vornehmen. Sie können aber auch die Pflegedienstleitungen der einzelnen Kliniken anrufen, oder auf den Krankenstationen direkt
nachfragen. Die Bezahlung ist durch die Steuerbefreiung wirklich
fürstlich, der Arbeitsaufwand gering. Meist können Sie nebenbei
noch etwas lesen. Sie erweitern Ihre praktischen Fähigkeiten in
Bereichen, in die Sie sonst wahrscheinlich weniger Einblicke haben werden (Intensivstation, Psychiatrie) und knüpfen vielleicht
weitere nützliche Kontakte. Schauen Sie aber auch an den schwarzen Brettern der einzelnen Institute nach. Nicht selten werden
Probanden für klinische Studien gesucht. Oft vergeben auch
Bibliotheken kleinerer Institute Hiwi-Stellen zur Vertretung der
Bibliothekarin. Manche Institute suchen Studenten zur Aushilfe
im Tierstall etc. Am besten verschaffen Sie sich einen Dauerjob,
den Sie in Ihren Wochenplan fest integrieren können.
- Werden Sie vom Studenten zum Tutor. Werden Sie studentischer
Assistent im Anatomiekurs. In der Regel wird die an einer Leiche
präparierende Gruppe von einem Studenten aus höherem Semester begleitet. Der Einsatz wird im Allgemeinen sehr gut bezahlt,
sie erreichen auf einmal einen ungewohnt hohen Sozialstatus in
der Gruppe und können Ihre Führungs- und Lehrqualitäten trainieren. So ganz nebenbei wiederholen Sie den Stoff, den Sie für
die Orthopädie, die Neurologie, Chirurgie etc. in der Klinik wieder

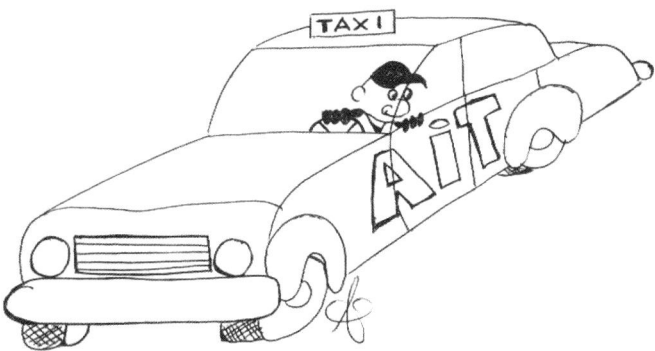

„Bereits während des Studiums habe ich mich als Arzt-im-Taxi qualifiziert."

dringend brauchen. Aber Achtung: Die täglichen Veranstaltungen lassen sich nicht in jedem Semester unterbringen. Am besten planen Sie den Anatomiekurs bereits im 1. oder 2. klinischen Semester ein. Später brauchen Sie jede freie Minute für Ihre Promotionsarbeit. Melden Sie sich rechtzeitig an. Der Job ist sehr beliebt und die wenigen Plätze sind oft früh vergeben. Einige Universitäten „präppen" auch nur im kalten Wintersemester. Wenn Sie in der Anatomie nicht zum Zuge kommen, fragen Sie mal bei den Organisatoren des Physiologiepraktikums nach.

! Die Karrieretipps konkret:
1. Wenn Sie Geld brauchen, suchen Sie sich einen Job, der sich mit Ihrem Vorlesungs- und Lernplan problemlos vereinbaren lässt. Auf keinen Fall sollten Sie wegen eines Jobs ein Semester dranhängen müssen.
2. Am besten, Sie versuchen in der Klinik als Sitzwache oder Nachtwache zu arbeiten. So sammeln Sie weitere Erfahrungen, haben Zeit nebenbei zu lesen, und sind in Ihrer Zeiteinteilung frei.
3. Institute und Kliniken vergeben oft auch gut bezahlte Jobs an Studenten als Aushilfe in Bibliotheken. Schauen Sie sich an den schwarzen Brettern um. Hier finden Sie auch Aushänge über klinische Studien, für die noch Probanden gesucht werden.
4. Fragen Sie in der Anatomie nach einem Job als Assistent für den Präparierkurs.

4 Die Promotion

4.1 Doktor der Medizin.
Muss das sein? Welcher Aufwand lohnt sich?

Spätestens nach dem Physikum wird auch Sie die Frage bewegen: Lohnt sich die zeitliche Investition in eine Promotionsarbeit? Die Antwort auf diese Frage lautet schlicht und einfach: ja, ja und noch einmal ja! Die wesentlichen Argumente in diesem Zusammenhang sind im Folgenden aufgeführt:

- Durch den deutschen Sprachgebrauch sind Ärzte Herr/Frau Doktor. Nicht alle Patienten verstehen den Unterschied zwischen staatlicher Berufsqualifikation und akademischem Grad ("Sind Sie doch kein richtiger Doktor?"). Auf einem Praxisschild oder im Telefonbuch kann das aus Patientensicht schon einen Unterschied ausmachen.
- Die Erfolge in der Medizin entstehen aus dem unmittelbaren Zusammenhang zwischen Klinik und Wissenschaft. Wer im Rahmen seiner Promotion die Mechanismen der biomedizinischen Forschung kennengelernt hat, weiß, wie das System funktioniert, und kann den Schwächen besser ausweichen und die Stärken besser nutzen. Neben der fachlich-medizinischen Ausbildung gehört gewissermaßen die Promotion zur akademisch-wissenschaftlichen Ausbildung der Universität.
- Für viele Berufsziele ist die abgeschlossene Promotion schlichtweg eine Voraussetzung. Z.B. werden Sie an Universitätskliniken ohne eingereichte oder abgeschlossene Promotion ebensowenig bei der Stellenvergabe berücksichtigt werden, wie in der Pharmaindustrie oder bei den Behörden. Auch bei Bewerbungen an akademischen Lehrkrankenhäusern dürften Sie ohne Doktortitel benachteiligt sein, wenn Sie nicht andere Kenntnisse haben, die Ihre 10 promovierten Konkurrenten für die Stelle nicht vorweisen können. Chefärzte ohne Doktortitel selbst von kleinsten Krankenhäusern gibt es nicht. Ohne Promotion können Sie bei den meisten Forschungsfördereinrichtungen keine Stipendien beantragen.
- Im Studium befinden Sie sich in einem stark konzentrierten Umfeld, wo der Titel als nichts Besonderes erscheinen mag. Unterschätzen Sie jedoch nicht seine gesellschaftliche Bedeutung, wenn Sie erst einmal der einzige Arzt in einer Gemeinde, in einem Verein oder in einem neuen Bekanntenkreis sind. In offiziellen Gesprächen mit Banken, Versicherungen oder Behörden kann der

Titel vor Ausgetrickstwerden schützen (auch wenn man als Dr. med. gerne als attraktiver Geldsack intensiv umworben wird).

- In keinem anderen naturwissenschaftlichen Fach (ganz abgesehen von den Geisteswissenschaften), ist die Doktorwürde leichter zu erreichen als in der Humanmedizin. Der zu leistende Aufwand ist vergleichsweise gering und kann vor allem parallel zum Studium absolviert werden.
- Bedenken Sie, dass bei Bewerbungen für eine AiP-Stelle Ihr zukünftiger Chef nur Ihre Examensnoten vor Augen hat. Bewerber mit guten Examina hat jeder Chef genügend zur Auswahl. Da der Beruf Ihrer Eltern, Ihre Abiturnote oder die Wehrdienstzeit wahrscheinlich auch wenig über Ihre berufliche Zielsetzung und Belastbarkeit aussagen, ist das Thema und die Benotung Ihrer Promotion das wichtigste Kriterium, um sich von anderen Mitbewerbern abzusetzen. Nicht selten erfolgt die Anstellung nur deshalb, weil man durch die Promotion über Spezialkenntnisse verfügt, die dem Chef besonders gelegen kommen (spezielle Labortechnik für experimentell orientierten Chef an der Uni oder z. B. Duplexsonographiefähigkeiten als klinischer Doktorarbeit für Bewerbungen an kleineren Häusern).
- Viele Universitäts-AiP-Stellen werden durch eigene Doktoranden besetzt. Das hat für beide Seiten den Vorteil, dass man die Anforderungen und Leistungsfähigkeiten kennt. Zudem kann eine wissenschaftliche Tätigkeit nahtlos fortgeführt werden, was einen entscheidenden Zeitvorteil für Jungwissenschaftler bedeutet.

Aus diesen Gründen sehen Sie, dass Sie ohne Promotion nur mit Konkurrenten um eine AiP- oder Assistentenstelle mithalten können, wenn Sie über andere, außergewöhnlich starke Qualitäten wie „imperative" Beziehungen verfügen. Wenn Sie auf die Promotion verzichten, dann verlieren Sie die Möglichkeit, sie überhaupt jemals zu erwerben (spätere Promotionen sind nur theoretisch, aber fast nie praktisch möglich). Sie vergeben die Chance, eine akademisch-wissenschaftliche, eine gesellschaftliche und eine stark karrierewirksame Zusatzqualifikation zu erwerben. Wenn Sie zusätzlich zur Promotion noch Beziehungen, gute Examensnoten und weitere Spezialkenntnisse erwerben, verschaffen Sie sich für die Bewerbung unschlagbare Vorteile.

! Die Karrieretipps konkret:
1. Beginnen Sie sich frühzeitig nach einer Promotionsgelegenheit umzuschauen, die Ihr Langzeitziel unterstützt. Sie können es sich nicht leisten, es nicht zu tun.

4.2 Statistik, Klinik oder Labor.
Welche Promotionsarbeit bringt Sie zum Ziel?

Je nach Uni und Saison haben Sie eine große Auswahl an möglichen Themen zur Verfügung oder müssen bettelnd durch die Vorzimmer der Ordinarien schleichen, um überhaupt etwas zu finden. Entscheidend ist aber, dass Sie sich bereits vorher für die Art Ihrer Promotionsarbeit entschieden haben. Ob Sie sich für eine retrospektive und statistische Auswertung von Patientenakten, eine klinisch experimentelle Arbeit mit Verlaufsuntersuchungen von Patienten, oder für eine experimentelle Laborarbeit entscheiden, hat unter Umständen erheblichen Einfluss auf die Wertigkeit Ihrer Promotion beim Berufseinstieg. Verlassen Sie sich bitte nicht darauf, ob Sie das angebotene Sachthema primär interessant finden. Viele Themen erscheinen dem Uneingeweihten zunächst uninteressant, weil sie in der Sache ohne Hintergrundinformationen nicht verstanden werden. Die Chancen auf eine tatsächlich abgeschlossene Promotionsarbeit hängen aber viel mehr an den Begleitumständen wie Betreuung, Gestaltung des Zeitaufwandes oder den Methoden als an der zu untersuchenden Fragestellung ab. Die Bedeutung der Arbeit für Ihre berufliche Zukunft liegt wahrscheinlich auch mehr darin, welche Kontakte Sie knüpfen können und welche Methoden Sie erlernen. Unbedingt sollten Sie daher die Auswahl der Arbeit von Ihrem Langzeitziel abhängig machen und über den reinen Titelerwerb hinaus entscheidende Pluspunkte für den Berufseinstieg sammeln.

Es ist natürlich nicht möglich, angesichts des breiten Spektrums ärztlicher Tätigkeit genaue Vorschriften für eine optimale Promotionsarbeit aufzustellen, aber fachunabhängig ergeben sich bestimmte Kategorien wissenschaftlicher Forschungsbemühungen, die sich für eine Promotionsarbeit eignen.

▨ **Retrospektive Auswertungen klinischer Daten (statistische Doktorarbeit).**
Der wissenschaftliche Wert retrospektiver Untersuchungen ist deutlich geringer als der von prospektiven Untersuchungen. Dennoch ist bei seltenen Erkrankungen oft keine andere Studientechnik möglich. Die Tätigkeit des Doktoranden besteht in der Regel aus Daten sammeln (in staubigen Kellerarchiven wühlen) und einer anschließenden statistischen Auswertung. Viele Klinikleiter (vor allem von chirurgischen Fächern) nutzen Doktoranden, um Ihre hauseigene OP-Statistik zu führen. Diese Art Arbeiten ermöglichen meist keinen Einstieg in eine Universitätslaufbahn. Vorteile

sind jedoch der überschaubare Zeitaufwand, die freie Zeiteinteilung und die Tatsache, dass eine gute Statistik sowieso nur von einem Statistiker gemacht werden kann. Retrospektive Auswertungen sind eine gute Gelegenheit für Mediziner, die mittel- und langfristig nicht weiter wissenschaftlich arbeiten wollen, aber dennoch promovieren möchten.

▓ Klinische Studien an Patienten (klinische Doktorarbeit).

Klinische Studien mit Patienten sind ein wichtiger Forschungszweig an Universitäten oder akademischen Lehrkrankenhäusern, in denen Doktoranden eingesetzt werden. Das kommt dem Bedürfnis der Studenten entgegen, endlich mit Patienten zu arbeiten. In klinischen Doktorarbeiten sollen entweder prospektiv Patienten vor und nach einem Eingriff untersucht werden, während einer Medikamentenstudie betreut werden, ein neues Diagnoseverfahren getestet oder einfach retrospektiv Patienten nach einem Eingriff nachuntersucht werden. Solche Untersuchungen haben den Vorteil, dass die Motivation durch ein einfaches klinisches Konzept leichter aufrechtzuerhalten ist. Methodisch lassen sich gelegentlich Spezialtechniken erwerben (neue Ultraschallverfahren), die einen späteren Chef zur Einstellung bewegen können.

Der Nachteil ist, dass die Zeiteinteilung sich nicht nach dem Vorlesungsplan des Studenten, sondern an den Bedürfnissen der Klinik und der Patienten orientiert. Viele Patienten, die teilweise für Operationen von weit her anreisen, sind für Nachuntersuchungen nicht zu gewinnen. Nicht selten sind daher von anfangs 100 Studienteilnehmern am Schluss nur von wenigen alle notwendigen Daten zur Auswertung verfügbar; ein wichtiger Grund für nicht vollendete Doktorarbeiten. Klinische Doktorarbeiten sollten darum erwogen werden, wenn das Langzeitziel im Bereich Niederlassung oder ausschließlich klinischer Tätigkeit angestrebt wird. Eine wissenschaftliche Laufbahn lässt sich möglicherweise in einigen Sparten wie Psychosomatik, Gynäkologie, Psychiatrie durchaus aufbauen.

▓ Experimentelle Laborstudien.

Für eine wissenschaftliche Laufbahn, oder zumindestens für das mittelfristige Ziel, die Facharztausbildung an der Universität zu absolvieren, gibt es keine bessere Voraussetzung. Auch wer sich alle Möglichkeiten offen halten will, sucht sich eine experimentelle Arbeit. Ob Zellkultur, Molekularbiologie, pharmakologische Messungen, Tierexperiment oder histologische Studien, das Spektrum der Möglichkeiten ist groß. Durch ausgewählte Methodenkenntnisse wird man bereits als Student zum Spezialisten. Mit molekularbiologischen Kenntnissen bewegt man sich an der vordersten Front zukunftsweisender Biotechnologie. Auch kann man sich die Zeit für die Durchführung der Experimente oft frei einteilen.

Neben dem höheren Zeitaufwand können sich jedoch technische Probleme als nachteilig erweisen. Ein bei Stromausfall abgetauter Kühlschrank kann wichtige Proben vernichten. Bakterienverseuchte Zellkulturen, kontaminierte Lösungen oder defekte Messgeräte können das Projekt teilweise ohne Selbstverschulden um Monate zurückwerfen. Auch wird bei experimentellen Doktorarbeiten oft die Entwicklung neuer Methoden oder Etablierung beschriebener Methoden in der Laborgruppe verlangt, was nicht selten wenig Ergebnisse aber viel Frust hinterlässt. Gerade in der Molekularbiologie ist oftmals ein erhebliches Abstraktionsvermögen gefragt, wenn man während der Experimentierphase überwiegend klare Lösungen im Mikroliterbereich pipettiert. Wer aber an der Uni bleiben und eine spätere Habilitation nicht ganz ausschließen will, der sollte dennoch eine experimentelle Arbeit beginnen. Für die Auswahl der geeigneten Methoden muss man aber noch weiter in sich gehen (s. Kapitel 4.4).

Die Karrieretipps konkret:
1. Machen Sie Ihre Entscheidung nicht nur davon abhängig, ob Sie ein Thema sachlich interessant finden, sondern legen Sie zunächst die Kategorie fest, aus der Sie auswählen wollen.
2. Wählen Sie eine statistische (retrospektive) Arbeit nur dann, wenn Sie langfristig keine wissenschaftlichen Pläne haben, aber dennoch promovieren wollen. Dann nach dem Motto: abschließen, aber mit so wenig Aufwand wie möglich.
3. Klinische Doktorarbeiten sind generell geeignet, wenn nicht ein Scheitern aufgrund der knappen Patientenzahl, deren Daten tatsächlich erhebbar sind, erkennbar ist. Zeitliche Verpflichtungen müssen vorher unbedingt abgeklärt werden. Wer langfristig an der Uni bleiben will, sollte lieber eine experimentelle Arbeit vorziehen.
4. Bei klinischen Doktorarbeiten möglichst ein Thema wählen, bei dem man Spezialkenntnisse in modernen nicht invasiven Routinemethoden (Sonographie, Duplexsonographie, Echokardiographie, etc.) erwerben kann.
5. Wer die Facharztausbildung an der Uni machen will oder eine spätere Habilitation im Visier hat, sollte eine experimentelle Arbeit mit zukunftsweisender Methodik (Molekularbiologie, neue Spezialmethoden oder kompliziertere Standardmethoden wie *In-situ*-Hybridisierung, Klonieren etc.) auswählen.

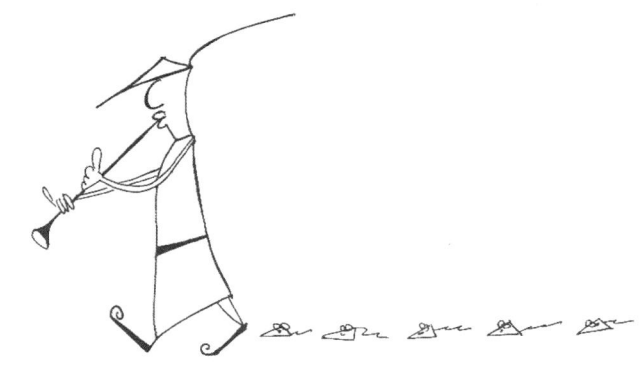

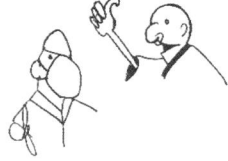

„Was das soll? Fritz macht jetzt eine tierexperimentelle Doktorarbeit."

4.3 Der Doktorvater und das Thema.
Die Auswahl entscheidet über Ruhm oder Fall.

Auch wenn fast alle Medizinstudenten während der ersten klinischen Semester eine Promotionsarbeit beginnen, nimmt die Zahl
an Ärzten, die 5 Jahre nach Ende des Studiums nicht promoviert
sind, weiter zu und hat die 50%-Quote bereits überschritten. Die
Gründe für unvollendete Promotionsarbeiten sind vielfältig und
bedeuten natürlich eine erhebliche Zeit- und Arbeitsinvestition
ohne Resultat für die Betroffenen. Die Auswahl des richtigen Doktorvaters mit dem optimalen Promotionsthema ist entscheidend
für eine erfolgreich abgeschlossene Arbeit. Wie trifft man eine
gute Wahl, was kann sonst noch passieren und wie kann man
diese Probleme vermeiden?

- Wie im Kapitel 4.2 ausgeführt, muss man sich vorher über die
  grobe Kategorie im Klaren sein. Ein möglichst präzise formuliertes
  Fernziel ist eine wichtige Voraussetzung für die Auswahl einer
  Forschungsgruppe, die die spätere berufliche Entwicklung unter-

stützen kann. Wählen Sie daher eine Arbeit in dem Fach, in dem Sie langfristig arbeiten wollen. Wenn Sie noch unsicher sind, wählen Sie eine Arbeit in einem Grundlagenfach wie Immunologie, Pathologie, Genetik, Anatomie, Physiologie, Biochemie. In diesen Fächern werden allerdings fast ausschließlich experimentelle Arbeiten vergeben.

- Erstellen Sie sich aus dem aktuellen Vorlesungsverzeichnis die Liste der Professoren, die an den in Frage kommenden Kliniken oder Instituten arbeiten, zusammen. Dann gehen Sie ins Internet. Unter http://www.ncbi.nlm.nih.gov/entrez/query.fcgi?db=PubMed finden Sie ein kostenloses Medline Literatursuchprogramm, in das Sie Nachnamen und Initialen der Professoren eingeben können. Mit einem Blick durch die Abstracts der letzten Veröffentlichungen verschaffen Sie sich einen Überblick über das Forschungsgebiet und die Methoden der Arbeitsgruppe. Eine Vielzahl der notierten Arbeitsgruppenleiter wird für Sie nun nicht mehr in Frage kommen, so dass Sie sie aus Ihrer Liste streichen können.

- Suchen Sie alle Professoren auf, die nun noch auf Ihrer Liste stehen. Bei Klinikdirektoren kann es sinnvoller sein, die Oberärzte oder Altassistenten, die bei mehreren Veröffentlichungen als Erstautor notiert sind, aufzusuchen. Bei Ihnen handelt es sich meist um Arbeitsgruppenleiter, die Promotionsarbeiten direkt vergeben. Der Chef zeichnet oft am Ende dann nur gegen.

- Vermeiden Sie Angebote für Doktorarbeiten bei Leuten, die bislang gar nicht oder nur in drittklassigen Zeitschriften veröffentlicht haben. Hierzu lesen Sie auch das Kapitel 4.5. Deutsche Zeitschriften stehen bis auf wenige Ausnahmen weit unten auf den Rankinglisten für Journale aus den einzelnen Fachgebieten. Journals mit Namen wie *American Journal of …* sind meist gut notiert. Erscheint das Wort „Clinical" ist der Rang oft schlecht (wichtige Ausname: *Journal of Clinical Investigation*). Publiziert eine Gruppe nur in Journals mit einem Impact Faktor < 2 (hängt auch vom Fachgebiet ab), sind die Forschungsthemen möglicherweise weniger aktuell und bedeutend. Der Publikationserfolg einer Gruppe unterstreicht die Produktivität. Aktive Gruppen müssen viel und gut veröffentlichen, um an neue Forschungsmittel zu kommen. In einer solchen Gruppe steigen Ihre Chancen auf eine abgeschlossene Arbeit in einem überschaubaren Zeitraum. Wenig-Publizierer hängen oft lange an Lieblingsthemen und verschleißen gelegentlich Doktoranden ohne abschließende Resultate. Ausgenommen von dieser Regel sind natürlich Spitzenlabors, die nur in den Spitzenjournalen wie *Nature, Nature Medicine, Nature Genetics, Science, Cell* etc. mit Impact Faktor > 20 publizieren und für jeden Artikel mehrere Jahre Arbeit zusammentragen. In solchen Labors landen unter Umständen gute, aber nicht sensationelle Arbeiten in der Schublade, um den exzellenten Ruf nicht zu schmälern. Dort mitgearbeitet zu haben, eröffnet später allerdings oft Türen wie ein Sesam-öffne-Dich auch ohne eigene Publikation.

- Im Gespräch sollten Sie herausfinden, auf welche Dauer das Projekt angelegt ist und welche zeitlichen Anforderungen während des Semesters bestehen. Gegen die Forderung 1–2 komplette Semesterferien plus 1 Tag pro Woche im Semester ist nichts einzuwenden. Die wichtigste Frage ist, ob die Voraussetzungen für das Projekt geklärt sind. Liegt ein Ethikantrag für Untersuchungen an Proben von Patienten vor? Obwohl häufig durchgeführt, sind per Gesetz Studien mit Materialien wie Blutproben etc. nicht nur vom Patienten, sondern auch von der Ethikkommission zustimmungspflichtig. Liegt eine Genehmigung der Regierung für Tierexperimente bereits vor? Sonst warten Sie evtl. noch Jahre darauf. Ist die zu verwendende Methode im Labor bereits etabliert? Wenn ja, lassen Sie sich Namen von Doktoranden geben, die mit der Methode und der Gruppe gearbeitet haben. Die werden Ihnen schon sagen, wie es läuft. Versuchen Sie vorher, so viel wie möglich über die Bedingungen der Methodik sowie Ihres Untersuchungsmaterials (Patienten, Gewebeproben, Analysetechnik) herauszufinden. Unbesprochene und unerwünschte Überraschungen wie fehlende Proben oder rechtliche Grundlagen, eine radioaktive Technik, unangenehme Tierexperimente, langdauernde, aber unmittelbar auszuführende Verfahren (FACS-Analyse) können später ein Grund zum Abbruch sein.

- Wenn Sie nicht unbedingt langfristig wissenschaftlich arbeiten wollen, dann vermeiden Sie unbedingt Projekte, bei denen Ihnen die Etablierung einer neuen Methode aufgetragen wird. Selbst wenn die Methodik anderenorts Standard ist, müssen beim Transfer der Technologie in ein dafür vielleicht nicht optimal ausgerüstetes Labor längere Frustphasen einkalkuliert werden. Im schlimmsten Fall investieren Sie mehrere Jahre, und es hat nie geklappt. Ihr Professor interessiert sich inzwischen für andere Dinge, und Sie haben keine verwertbaren Resultate in der Hand.

- Versichern Sie sich genau, wer Sie theoretisch und wer Sie praktisch betreuen wird. Den Professor, der Ihnen die Arbeit vielleicht selber anbietet, werden Sie möglicherweise nie oder erst bei der Abgabe der Arbeit wiedersehen. Für den erfolgreichen Abschluss einer Arbeit ist es jedoch entscheidend, ob Sie im Labor eine Ganztagskraft (in der Regel eine MTA) zur Verfügung haben, die bei technischen Fragen immer ansprechbar ist. Zusätzlich benötigen Sie bei Promotionsarbeiten aus allen Kategorien einen ärztlichen Ansprechpartner, der Ihnen den theoretischen Hintergrund vermittelt und mit dem Sie die Resultate sowie das weitere Procedere mindestens 1-mal wöchentlich besprechen können. Optimal ist, wenn der Arzt oder Biologe, der Ihr Projekt betreut, mindestens halbtags im Labor verfügbar ist. Die ewige Terminvereinbarung mit ausschließlich klinisch tätigen Betreuern, die nie Zeit haben und nach 5 Minuten wieder weggefunkt werden, kann sich als sehr demotivierend auswirken. Gelegentlich kann daher eine anspruchsvolle Laborarbeit im richtigen Betreuungsumfeld mit etablierten Methoden wesentlich schneller abgeleistet werden, als eine mühsame klinische Arbeit, bei der man über weite Strecken ohne Unterstützung vor sich hin wurschteln muss.

- Auch für den weniger wissenschaftlich Orientierten sollte die Frage nach den Aussichten einer Publikation zusätzlich zur Promotionsarbeit erlaubt sein. Die publizierte Promotion ist keinesfalls die Regel, da häufig auch wissenschaftlich unpublizierbare Daten zu einer Doktorarbeit zusammengeschustert werden. Auch langfristig dient die Publikation als Gütebeweis für den geleisteten Einsatz. Für langfristig wissenschaftlich Orientierte ist sie ein Muss, so dass dann schon Fragen nach einer Erstautorenschaft und dem zu erwartenden Journalranking notwendig sind. Wer nicht hart darum kämpft, wird als Doktorand, obwohl der die meiste Arbeit geleistet hat, schnurstracks bei der Autorenliste einer Publikation auf die schwachen mittleren Ränge gedrängt (Betreuer vorne – Klinikchef hinten, so läuft's meistens). Die Erstautorenschaft eines (oder mehrerer) Artikel in einem guten internationalen Journal sind die optimalen Voraussetzungen für eine weitere universitäre Tätigkeit, und sind als Pluspunkte für die Unibewerbungen stärker als Examensnoten. Zu diesem Thema finden Sie mehr im Kapitel 4.4.

! Die Karrieretipps konkret:

1. Das Risiko einer unvollendeten Promotionsarbeit ist hoch. Versuchen Sie mögliche Risiken bereits im Vorfeld zur erkennen und zu vermeiden.
2. Wählen Sie eine Arbeit aus dem Fach, in dem Sie langfristig arbeiten wollen, oder in einem Grundlagenfach.
3. Checken Sie alle in Frage kommenden Arbeitsgruppenleiter über das Vorlesungsverzeichnis und die Literatursuche. Wählen Sie die Leute aus, die Ihren Ansprüchen methodisch entsprechen.
4. Sprechen Sie mit allen für Sie interessanten Gruppenleitern und möglichst auch Ihren aktuellen oder ehemaligen Doktoranden. Informieren Sie sich über die methodischen, rechtlichen und zeitlichen Voraussetzungen für das Projekt.
5. Vermeiden Sie, neue Techniken etablieren zu müssen.
6. Fragen und hinterfragen Sie die technische und wissenschaftliche Bezugsperson. Ist diese Person immer verfügbar und auch ansprechbar?
7. Informieren Sie sich, ob mit einer anschließenden Publikation der Arbeit gerechnet werden kann.

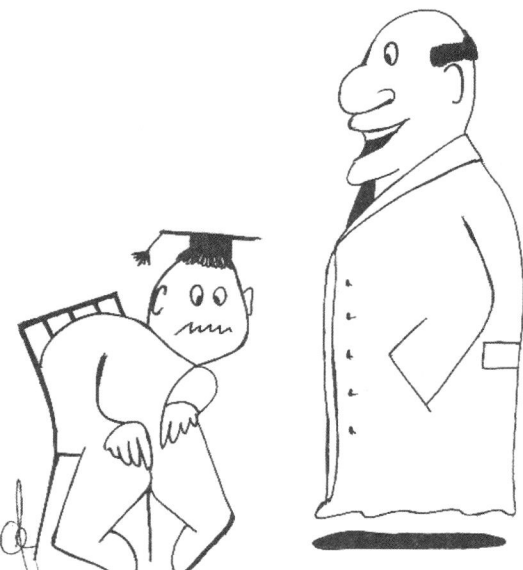

„Es tut mir auch leid, dass sich das Projekt nicht so entwickelt hat, aber wir haben da jetzt eine ganz neue Idee …"

4.4 Mit der Doktorarbeit die akademische Laufbahn begründen.
So stechen Sie alle aus.

Wenn Sie langfristig über die Ausbildung an der Universität die akademische Laufbahn anstreben, dann können Sie es sich nicht leisten, *nicht* ganz oben einzusteigen. Nach der Promotion steht bislang noch die Hürde der Habilitation als akademische Qualifikation vor Ihnen. Mit dem Dr. med. habil. oder auch Privatdozent Dr. med. (PD Dr. med.) bescheinigt die Universität die selbstständige wissenschaftliche Bearbeitung eines Forschungsgebietes über längere Zeit. Sie gilt wie der Dr. med. als akademischer Grad und damit als Voraussetzung für die Besetzung von bestimmten Stellen. So können Sie später nur als Dr. med. habil. auf eine C3-Professur (Universitätsklinikoberarzt) oder auf eine C4-Stelle (Universitätsklinikdirektor) berufen werden. PDs, die keinen Ruf erhalten, d. h. sich bei Bewerbungen um C3- oder C4-Stellen nicht durchsetzen, können nach weiteren 7 Jahren bei der Universität den Rang des außerplanmäßigen Professors (APL) beantragen. Das heißt, nicht jeder Professor, der Ihnen begegnet, ist auch tatsächlich eine echte Wissenschaftskanone. Für viele ist der Höhepunkt der wissenschaftlichen Laufbahn bereits mit der Habilitation überwunden. Heutzutage sind auch fast alle Chefarztstellen in akademischen Lehrkrankenhäusern und kleineren Krankenhäusern durch Professoren besetzt. Obwohl die Auswahl der Bewerber nicht nur nach den wissenschaftlichen Leistungen erfolgt, wird angenommen, dass die Führung einer wissenschaftlichen Arbeitsgruppe über Jahre Chefarztqualitäten verleiht. Obwohl Sie möglicherweise in einer Praxis reicher werden als als Chefarzt, sollten Sie bereits im Studium die Gelegenheit auf eine spätere Habilitation nicht verstreichen lassen, wenn Sie später im Krankenhausbereich eine verantwortliche Position erlangen wollen.

Die Promotion ist Ihre erste Möglichkeit, sich wissenschaftlich zu qualifizieren, und wenn Sie es nicht bereits im 5. Semester richtig anpacken, werden Sie niemals den harten Selektionskampf bis zu den obersten Riegen mit denen, die ihre Chancen bereits genutzt haben, aufnehmen können. Verlassen Sie sich nicht auf ökologische Nischen im Wissenschaftsbereich. Heutzutage zählen hier ein geradliniger Lebenslauf, frühe Ruhmestaten, Kontakte, Publikationszahl und -qualität und die Menge an Forschungsgeldern, die Sie locker machen können. Mit Ihrer Promotion arbeiten Sie bereits an den Methoden, die Ihnen weitere Publikationen ermöglichen. Sie knüpfen früh Kontakte mit Leuten, die Ihnen später weiterhelfen. Schließlich erarbeiten Sie sich die Vorleistungen für ein frühes Forschungsstipendium im mehreren 100000-DM-Bereich. Wer erst im AiP sieht, dass die Niederlassung nichts für ihn ist und sich spät einen Laborplatz sucht, hängt bereits 3–4 Jahre hinterher. Wenn Sie also langfristig Professor und Chef werden wollen, dann suchen Sie sich den besten Doktorvater, lernen Sie die modernsten Methoden, knüpfen Sie früh Kontakte und versuchen Sie bereits als Student mindestens 1 Publikation in einem sehr guten Journal unterzubringen. Verhandeln Sie um die Erstautorenschaft mit Ihrem Doktorvater, wenn er sieht, dass er mit Ihnen auch noch ein 2. Paper machen kann. Hier noch weitere Tipps:

- Suchen Sie sich Ihren Doktorvater nach strengen Kriterien aus. Hier zählt mehr die Publikationsqualität, der internationale Ruhm und die nationale Anerkennung. Ist Ihr Doktorvater Nobelpreisträger (besser geht's nicht), so berühmt, dass er auf jedem großen Kongress die State-of-the-Art-lectures vorträgt (super), wenigstens Vorsitzender der deutschen Gesellschaft für das Fachgebiet (gut), oder hat er wenigstens hin und wieder ein Paper in *Nature* oder *Science*, wenigstens aber im *New England Journal of Medicine* usw. Lassen Sie sich als Student nicht von der persönlichen Autorität blenden, sondern checken Sie die Leistungen im Medline (s. Kapitel 4.5). Vielleicht ist er auch Entdecker eines wichtigen physiologischen Mechanismus, der nach ihm benannt ist (großartig). Seien Sie sicher, dass Ihnen eine solche Promotionsarbeit weitaus mehr nützen kann, als eine 1 im Examen. Getreu nach dem Motto: Es kommt nicht darauf an, was man macht, sondern mit wem man es macht.

- Machen Sie in jedem Fall eine experimentelle Arbeit mit modernen Methoden der Molekularbiologie. Scheuen Sie nicht vor Tierversuchen zurück und erwerben Sie die Formalqualifikationen, um selber welche beantragen zu können (abhängig vom Bundesland). Eine kleine PCR ist nichts Besonderes. Lernen Sie *In-situ*-Hybridisierung, Klonieren, Zellkultur, differential display PCR etc. Damit bleiben Sie in jedem Fachgebiet einsetzbar.

- Versuchen Sie bei Ihrem Doktorvater anschließend im PJ und AiP weiterzuarbeiten. So sparen Sie ca. 2 Jahre Zeit, die Sie sonst brauchen würden, um sich in eine neue Arbeitsgruppe einzuarbeiten. Wenn Ihr Doktorvater die Klinik wechselt, dann gehen Sie mit. Gewinnen Sie Ihn als Coach für Ihre Karriere, denn er kann Sie schneller nach oben ziehen, als Sie es aus eigener Kraft jemals könnten. Bauen Sie eine Coach-Schüler-Beziehung zu ihm auf. Versuchen Sie Ihn für Ihre Karriereförderung zu begeistern. Fragen Sie Ihn, wie Sie ganz nach oben kommen.

- Bieten Sie an, an weiteren Projekten mitzuarbeiten und fragen Sie dafür nach der Erstautorenschaft auf dem resultierenden Paper. Werden Sie zu einem wertvollen Bestandteil der Arbeitsgruppe. Besorgen Sie sich und versorgen Sie Ihren Doktorvater mit den allerneuesten Papers zu Ihrem Spezialthema. Zeigen Sie, dass Sie nicht nur die aufgetragenen Arbeiten ausführen, sondern dass Sie auch die Sache selber spannend finden. Werden Sie zum Forscher.

- Versuchen Sie, bereits während der Promotion über das Labor nationale und internationale Kontakte zu knüpfen. Lassen Sie sich für eine Laborfamulatur in ein Top-Labor in den USA vermitteln, wo Sie Ihre Doktorarbeit voranbringen können. Evtl. können Sie hier bereits weitere Kontakte für einen 2-jährigen Forschungsaufenthalt nach dem Examen oder spätestens nach dem AiP knüpfen. Mindestens wird eine solche Laborfamulatur Ihre Unibewerbung stark unterstützen. Besuchen Sie den Kongress der deutschen Fachgesellschaft und stellen Sie dort unbedingt Ihr Projekt als Poster vor. Versuchen Sie, die Klinikchefs, die für Sie später interessant sein könnten, kennenzulernen.

Sie können sich nun vielleicht vorstellen, dass Sie als Student trotz eines 1–2er Examens mit 4 Famulaturen im heimatlichen Kreiskrankenhaus und einer noch nicht ganz abgeschlossenen statistischen oder klinischen Doktorarbeit so gut wie keine Chance haben, sich bei AiP-Bewerbungen um eine Stelle an der Universität gegenüber Leuten durchzusetzen, die die nachfolgenden Pluspunkte angesammelt haben: Mitarbeit in einem anerkannten Labor, mehrere Publikationen, funktionierendes Beziehungsnetz, bereits seit Jahren produktiver Mitarbeiter des Chefs. Beachten Sie daher folgende Tipps frühzeitig.

! Die Karrieretipps konkret:
1. Durch eine sinnvoll geplante Promotion in einem Top-Labor legen Sie die beste Grundlage für den Aufbau einer eigenen Arbeitsgruppe und eine frühe Habilitation.
2. Peilen Sie nichts Geringeres als die C4-Professur eines Universitätsklinikdirektors an. Nur wer nach ganz oben zielt, hat Chancen, später im Mittelfeld oder darüber zu landen.
3. Analysieren Sie genau das Renommee und den Einfluss des Professors sowie die Publikationsleistung und Qualität des Labors. Versuchen Sie, bei der besten Adresse für Ihr Fach in Deutschland, wenigstens aber an Ihrer Universität, unterzukommen.

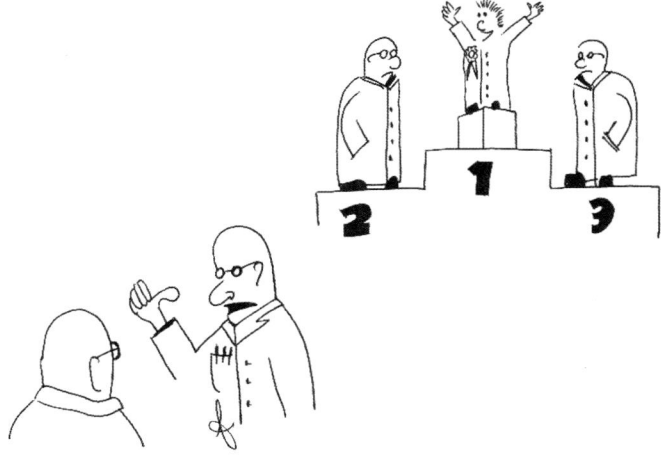

„Als wir seine Arbeit prämiert haben, wussten wir gar nicht, dass er noch Student ist."

4. Schaffen Sie sich bereits während der Promotion ein zukunfts-
   fähiges Konzept. Arbeiten Sie bei mehreren Projekten mit und
   bemühen Sie sich um eine Erstautorenschaft auf dem 2. Paper.
5. Werden Sie ein unverzichtbarer Bestandteil der Arbeitsgruppe.
6. Erlernen Sie zukunftsweisende und komplizierte (molekular-
   biologische) Methoden.
7. Gewinnen Sie Ihren Doktorvater als Coach für Ihre Karriere.
   Überzeugen Sie ihn, Sie auch weiterhin zu unterstützen, weil
   Sie ganz hoch hinaus wollen. Wechseln Sie zum AiP nur dann
   in ein anderes Labor oder in eine andere Klinik, wenn Sie den
   Eindruck haben, dass Sie mit den Möglichkeiten Ihres Chefs
   nicht weit genug kommen. Sie verlieren allerdings möglicherweise mehr als 1 Jahr bis zur Neuorientierung.
8. Stellen Sie Ihre Daten bereits als Student auf dem deutschen
   und amerikanischen Kongress Ihrer Fachgesellschaft in Form
   eines Posters vor.
9. Knüpfen Sie selbst Kontakte und lassen Sie sich durch Ihren
   Chef (auf Kongressen und Meetings) mit wichtigen Leuten bekannt machen. Bauen Sie sich früh ein Beziehungsnetzwerk
   auf.
10. Lassen Sie sich eine Laborfamulatur in einem wirklichen Top-
    Labor in den USA vermitteln (z.B. Squibbs/LaHolla, Harvard/
    Boston, NIH/Washington, Majo Clinic/Rochester) und bereiten
    Sie so Ihre Postdoc-Stelle für einen (von der Deutschen For-
    schungsgesellschaft, DFG, finanzierten) Forschungsaufenthalt
    vor. Am besten gehen Sie gleich nach dem III. Staatsexamen
    für 2 Jahre in die USA.

4.5 Fachliteratur – Personen.
Die aktuellsten Informationen finden.

Wie in anderen Berufen und Lebensbereichen auch hängt Ihr Erfolg in der Medizin von Ihrer Fähigkeit ab, sich schnell die aktuellste Information zu einem Spezialthema zu besorgen. Um ein
guter Arzt oder Forscher zu werden, müssen Sie nicht alles wissen,
aber Sie müssen immer wissen, wie Sie sich die Information in
Kürze beschaffen können. Neben guten Büchern mit enzyklopädi-
schem Umfang blieb früher nur das abendliche Wühlen in Bibliotheken und das wochenlange Warten auf bestellte Artikel von der
Staatsbibliothek. Das nächste Problem war das Abheften von wissenschaftlichen Artikeln aus Fachzeitschriften. Meistens fliegen
diese Artikel zuerst herum und werden schließlich in ein System
einsortiert, das zuverlässig kein Wiederauffinden erlaubt. Der Ein-

zug von Computern und Internet in die Arztzimmer der Krankenhäuser und in jeden Haushalt hat nun aber bequemere Formen der
Literatursuche ermöglicht.

▓ Internetzugang.

Zuerst verschaffen Sie sich einen meist kostenfreien Internetzugang über das Rechenzentrum Ihrer Universität. Damit erhalten
Sie auch gleich den Zugang zum Rechner der Universitätsbibliothek, bei der viele Journale als Onlinevollversion abrufbar sind.

▓ Literatursuche.

Um auch brandaktuelle Artikel aufzufinden, brauchen Sie ein effektives Literatursuchprogramm, das ohne großen Zeitverzug die
neuesten Artikel in sein Verzeichnis aufnimmt und jedem kostenfrei zur Verfügung stellt. Das traditionelle MEDLINE ist inzwischen von dem National Institute of Health/USA als kostenfreie
Version unter dem Namen PubMed im Internet verfügbar. Unter
http://www.ncbi.nlm.nih.gov/entrez/query.fcgi?db=PubMed geben Sie einfach ein oder mehrere Stichwörter auf Englisch ein.
Endungen können Sie mit * abkürzen. Sie erhalten eine mehr oder
weniger lange Liste von Artikeln zu dem Stichwort, die Sie, falls
notwendig, durch weitere Stichworte eingrenzen können. Wenn
Sie also herausfinden wollen, wer sich in Berlin mit Vorbeugestra-
tegien gegen Herzinfarkt beschäftigt, geben Sie ein: „prevention
myocard* infarct* Berlin". Sie erhalten 4 Titel, von denen der erste
aus dem Krankenhaus Steglitz 1993 im *New England Journal of
Medicine* (impact factor 28), die anderen älteren Artikel in
deutschsprachigen Journalen (impact factor < 2) erschienen sind
(das NEJM ist weltweit von Internisten das am meisten gelesene
Journal). Wollen Sie zu einem Thema eine aktuelle Übersichts-
arbeit lesen, geben Sie z.B. ein: „myoca* infarction review". Sie erhalten eine unendlich lange Liste von Artikeln, da zu diesem
Thema weltweit in Journalen aller Güteklassen permanent über
dieses Thema geschrieben wird. Klicken Sie in der Headline auf
das Pubmed Icon, und Sie gelangen zurück zur Homepage. Jetzt
wählen Sie in der linken Spalte „Journal Browser" und geben in die
neue Maske „New England Journal of Medicine" ein. Im Ergebnis
wird der Link angegeben. Sie klicken ihn an und die Journalnum-
mer erscheint in der Homepagemaske. Wenn sie jetzt „myoca*
infarction review" hinzu eingeben, erhalten Sie eine kürzere Liste
hochwertiger Übersichtsartikel zu dem Themenkreis.

▓ Artikelbeschaffung.

Durch Anklicken des Icons Display erhalten Sie entweder alle
Artikel in Abstractform (nicht bei Reviews) oder alle die links mar-

kiert worden sind. Klicken Sie nur auf den Erstautor, erhalten Sie nur das jeweilige Abstract. Auf der Seite eines Abstracts haben Sie bei vielen hochwertigen Journalen (J. Exp. Med, J. Clin. Invest ...) die Möglichkeit, kostenfrei Volltextversionen auszudrucken. Beim NEJM haben Sie nur als Abonnent Zugriff. Checken Sie aber, ob Ihre Universitätsbibliothek als Abo-Inhaber Onlinezugriff zur Verfügung stellt. Nicht immer müssen Sie selber zum Kopieren in die Bibliothek. Auch ist die Verfügbarkeit der Artikel im PubMed so schnell, dass oftmals die neuesten Hefte aus den USA noch gar nicht in Deutschlands Bibliotheken eingetroffen sind. Die Funktion „Related Articles" gibt es nur bei PubMed und erlaubt Ihnen sehr schnell Zugriff auf Artikel, die mit dem angewählten Artikel viele Stichwörter gemeinsam haben. So können Sie oft in Minuten den neuesten Stand eines ganzes Themengebiets finden und auch zumindest in Abstractform ausdrucken.

▨ Publikationen.

Auf die gleiche Art und Weise können Sie Publikationen von bestimmten Leuten abchecken. Geben Sie einfach den Nachnamen und die Stadt ein und erhalten ein exklusives Publikationsverzeichnis, aus dem Sie entnehmen, über was und mit wem der Entsprechende arbeitet. Sie erkennen, wieviel und in welchen Zeitschriften publiziert wird. Sie erkennen außerdem, ob die Blütezeit der wissenschaftlichen Tätigkeit nicht etwa schon verblasst ist.

▨ Beurteilung durch Impact factor.

Um den Gütegrad der Publikationen zu beurteilen, wird oft der *science citation index* verwendet. Obwohl die Schwächen einer Zitierstatistik als Gütemaß wohl bekannt sind, kann man sich grob daran orientieren. Der *science citation index*, als Rankingliste der wissenschaftlichen Zeitschriften, orientiert sich am sogenannten *impact factor*, der für jedes Journal vergeben wird. Im Internet erhalten Sie unter www.isinet.com leider keinen kostenfreien Zugriff auf die Liste. Unter http://www.med-rz.uni-sb.de/ubuklu/impact2.html finden Sie ein alphabetisches Verzeichnis und ausgewählte Fachverzeichnisse. Die aktuellste Version mit einer Rankingliste der Zeitschriften für jedes Fachgebiet erhalten Sie bei Bibliothekaren großer Fachbibliotheken (nach dem *science citation index* fragen). Die absoluten Zahlen des *impact factors* hängen allerdings sehr stark vom Fachgebiet ab. Allgemeinwissenschaftliche oder Biologenjournals wie *Nature, Science* und *Cell* haben ein sehr hohes Ranking. In fachspezifischen Listen (Thoraxchirurgie, Rheumatologie ...) erreichen die am besten notierten Journale nur selten einen IF von 5, sind aber in ihrem Bereich absolut hochwertig.

! Die Karrieretipps konkret:

1. Besorgen Sie sich einen kostenlosen Internetzugang über die Uni.
2. Machen Sie sich mit der Literatur und Personensuche in Pub-Med vertraut.
3. Besorgen Sie sich die aktuellste Version des *science citation index* aus Ihrer Unibibliothek.
4. Nutzen Sie PubMed auf der Suche nach einer Doktorarbeit, bei der Auswahl von Laborfamulaturen und bei der Stellensuche fürs AiP.

4

5 Die Famulaturen

5.1 Endlich mit Patienten arbeiten.
So werden Ihre Erwartungen nicht enttäuscht.

Die Vorklinik war für Sie anstrengend genug. In den Pflichteinführungen in die klinische Medizin sind Sie von Dozenten betreut worden, die nicht wussten, was Sie mit Studenten machen sollen, die noch keine Terminologie, Anatomie noch sonst irgendetwas „Klinisches" beherrschen. Nach dem sturen Pauken wird die erste Famulatur nach dem 5. Semester als etwas Befreiendes erwartet. Zu Recht. Allerdings können Sie auch schnell enttäuscht werden, wenn falsche Erwartungen bestehen. Natürlich wird der ganze Klinikbetrieb erst einmal eine Orientierungsphase einleiten, denn aus dem Blickwinkel des Mediziners stellt sich die Klinik etwas anders dar als noch während des Pflegepraktikums. Sie lernen den Tagesablauf einer chirurgischen oder internistischen Station neu kennen. Sie erleben den Weg des Patienten von der Aufnahme bis zur Entlassung. Sie erfahren Stärken und Schwächen der Heilkunst. Sie sehen vielleicht neugeborene oder sterbende Patienten.

Erwarten Sie nicht, dass man Sie mit allzu offenen Armen empfängt. Die Personalsituation ist in der Regel so angespannt, dass kaum jemand den ganzen Tag Zeit hat, Ihnen Ihre Fragen zu beantworten oder Sie andauernd mit interessanten und Ihrem Ausbildungsstand angemessenen Aufgaben zu betrauen. Auf der anderen Seite lernt man vom bloßen Zuschauen auch nicht allzu viel. Machen Sie sich also den Interessenkonflikt bewusst. Fordern Sie etwas für Ihre Ausbildung, aber erkennen Sie auch die Grenzen der persönlichen Zuwendung. Hier empfiehlt es sich, bei älteren Semestern herumzufragen, in welchem Haus, auf welcher Station und bei welchem Arzt eine gute Betreuung gegeben ist. Seien Sie nicht enttäuscht, wenn Sie überwiegend zum Blutabnehmen, Nadellegen und Hakenhalten eingesetzt werden. Diese Fähigkeiten gehören zu Ihrem zukünftigen Handwerkszeug. Am besten setzen Sie sich für jede Famulatur ein bestimmtes Ziel: nicht die gesamte Medizin in 4 Wochen, sondern Schritt für Schritt bestimmte Techniken zu erlernen; die Motivation für ein schwieriges Fach im nächsten Semester, für das Sie ein Eingangstestat bestehen müssen; die Vertiefung eines interessanten Fachs aus dem letzten Semester; die Verbesserung von Beziehungen, die Sie während der Promotion aufgebaut haben. Besprechen Sie vor der Famulatur mit dem betreuenden Arzt Ihre konkreten Ziele. In den folgenden

Abschnitten dieses Kapitels finden Sie eine Aufstellung von Zielen für Ihre Famulaturen, die sich auch an Ihrem Fernziel orientieren.

! Die Karrieretipps konkret:
1. Machen Sie die 1. Famulatur nach dem 1. klinischen Semester.
2. Fragen Sie bei Kommilitonen aus älteren Semestern nach, wo eine gute Betreuung geboten wird.
3. Denken Sie nicht, dass man sehnsüchtig auf Sie gewartet hat. Testen Sie vorsichtig die Belastbarkeit Ihrer Betreuer.
4. Formulieren Sie ganz konkrete und realistische Lernziele für Ihre Famulaturen und besprechen Sie diese zu Beginn oder besser vorher mit der betreuenden Person.
5. Nutzen Sie Famulaturen, um den Betrieb Krankenhaus/Praxis zu verstehen, um Beziehungen zu knüpfen, um Ihr Handwerkszeug zu erlernen und um sich für das Studium weiter zu motivieren.
6. Wählen Sie Ihre Famulaturen auch, aber nicht ausschließlich, in Bezug auf Ihr Langzeitziel aus (s. folgende Abschnitte).

5.2 Die 1. Famulatur.
Lernen Sie Ihr Handwerkszeug.

Am Ende des klinischen Untersuchungskurses haben Sie in vielen Spezialabteilungen gelernt, wie man dieses oder jenes Organsystem untersucht. Aber wie untersucht man einen Patienten komplett von Kopf bis Fuß? Wie stellt man vorher alle wichtigen Fragen und wie schafft man das alles in maximal 20 Minuten? Die Anamneseerhebung und die körperliche Untersuchung sind die grundlegenden Arbeitstechniken eines jeden Arztes. Das werden Sie beherrschen müssen. Vorher hat es auch keinen Sinn, sich in größerem Umfang mit den Tiefen der Differenzialdiagnostik oder Operationsmethoden zu beschäftigen. Daher wäre am Anfang eine Famulatur, bei der Sie den ganzen Tag am Röntgenschirm stehen oder im OP Haken halten, völlig verkehrt. Auch im Ausland würde man allenfalls einen schlechten Eindruck von den „dummen" deutschen Medizinern bekommen, da in vielen anderen Ländern diese Techniken bereits in den ersten Semestern vermittelt werden. Machen Sie deshalb in den ersten Semesterferien nach dem Abschluss des Untersuchungskurses (also am besten nach dem 1. klinischen Semester) 2 Famulaturen. Die 1. in der Inneren, um die komplette Anamneseerhebung und die körperliche Untersuchung zu lernen und zu üben. In chirurgischen Fächern kommt die komplette Anamnese und Untersuchung meist zu kurz, so dass Sie die Innere zuerst machen sollten, selbst wenn Sie unbedingt Neurochirurg oder Psychiater werden wollen. In welcher Klinik ist egal, solange Sie jemanden finden, der mit Ihnen Ihre Anamnese und den Untersuchungsbefund bespricht und kritisch überprüft. Nehmen Sie sich als Ziel, am Ende der Famulatur ohne Vordruck, nur mit Stift und einem Blatt Papier alle relevanten Fragen und Untersuchungstechniken auswendig nachgefragt und untersucht zu haben, und sie entsprechend dokumentieren zu können. Dies ist das Handwerkszeug Ihrer zukünftigen Tätigkeit. Sie sollten mit nichts anderem beginnen. In einem neurochirurgischen OP sind Sie zu diesem Zeitpunkt völlig fehl am Platze. Auch in der Inneren können Sie den Augenhintergrund spiegeln, Patienten komplett neurologisch untersuchen und den Bandapparat des Knies testen. Lassen Sie sich nicht von ebenfalls interessanten Untersuchungen wie Gastroskopien, Angiographien, Computertomographien, Nierenbiopsien oder Sonographien von Ihrem Ziel abbringen. Am Ende der 1. Famulatur sollten Sie eine vollständige Anamnese, Status und Dokumentation eines internistischen Patienten in etwa einer $^3/_4$ Stunde ableisten können. Das verlangt Übung. Um auch interessante Befunde bei Patienten auf anderen Stationen zu sehen, bitten Sie bei Konferenzen die Famulanten, PJler oder Ärzte anderer Stationen, Sie darauf hinzuweisen. Fragen Sie täglich nach und schauen Sie sich diese Patienten an. So haben Sie die Chance in 4 Wochen möglichst viele pathologische Auskultations-, Perkussions-, Palpationsbefunde selbst zu erheben. Auch bei Röntgenbesprechungen können Sie sich anhand der pathologischen Röntgenbilder Namen von Patienten auf anderen Stationen merken, die Sie (mit Erlaubnis) aufsuchen können.

5

Die Karrieretipps konkret:
1. Machen Sie die 1. Famulatur auf einer Inneren Station.
2. Vereinbaren Sie mit dem Stationsarzt, Ihr Lernziel, die vollständige Anamnese, Status und Dokumentation, zu üben. Bitten Sie regelmäßig, dass Ihr Befund mit Ihnen besprochen und kontrolliert wird.
3. Erkundigen Sie sich nach Patienten mit pathologischen Untersuchungsbefunden auf anderen Stationen. Nur so haben Sie vielleicht die Chance, auch einmal eine Aortenstenose oder einen Pleuraerguss zu untersuchen.
4. Nutzen Sie auf der Inneren die Chance, alle Techniken zu üben. Spiegeln Sie den Augenhintergrund, untersuchen Sie die Gelenke, erheben Sie einen neurologischen Befund.
5. Gehen Sie mit zu den Untersuchungen der Patienten (CT, NMR, Gastro, Colo, Angio, Punktionen …). Das bringt Ihnen bei der 1. Famulatur mehr als lange Oberarztvisiten.

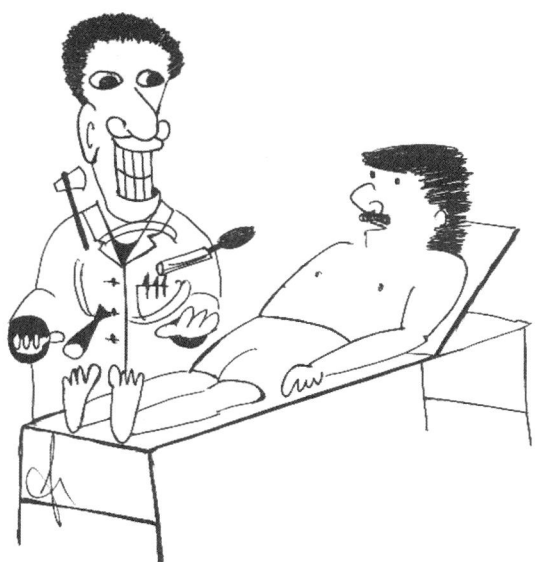

„Ja Herr Famulant, so gründlich bin ich noch nie untersucht worden. Eigentlich wollte ich ja nur meine Frau besuchen."

5.3 Die 2. Famulatur.
Analysieren Sie Ihr Wunschfach und Ihr Fernziel.

Machen Sie noch in den gleichen Semesterferien, am besten sofort anschließend, eine 2. Famulatur in Ihrem Wunschfach. Warum nicht auswärts? Wählen Sie die Einrichtung, in der Sie später am liebsten arbeiten würden. Famulieren Sie in einer Praxis, wenn Sie sich später niederlassen wollen. Gehen Sie in ein Kreiskrankenhaus, wenn Sie langfristig an der Basisversorgung teilnehmen wollen. Famulieren Sie an einem großen Lehrkrankenhaus, wenn Sie überwiegend klinisch tätig sein möchten, oder an der Universität, wenn Sie langfristig wissenschaftlich und klinisch arbeiten möchten (s. Kapitel 2). Nutzen Sie die 2. Famulatur nicht nur, um sich Kenntnisse des Fachs anzueignen, sondern vor allem, um zu entscheiden, ob Sie an Ihrem Fernziel festhalten wollen. Sprechen Sie mit so vielen Leuten wie möglich, nicht nur mit dem Stations-

AiP, sondern auch mit dem Altassistenten und den Oberärzten. Fragen Sie sie, ob sie zufrieden sind, was ihnen am meisten an ihrem Job Spaß macht, was sie an ihm hassen. Erkundigen Sie sich, ob sie ihre Entscheidung bereut haben und wie sie ihre Zukunftsaussichten sehen. Welche Tipps würden Ihnen diese Leute geben, um in ihrem Fach von Anfang an in Bezug auf eine große Karriere oder zumindest auf einen sicheren Job alles richtig zu machen. Parallel dazu werden Sie die Anamneseerhebung und Ihre Untersuchungsfertigkeiten verbessern. Sollte Ihr Fernziel Hausarzt sein, dann famulieren Sie je 2–3 Wochen in mindestens 2 verschiedenen Praxen, damit Sie nicht nur eine Arbeitsvariante kennenlernen. Die Meinung einzelner Kollegen kann gelegentlich sehr stark von den besonderen Umständen der Praxis abhängen.

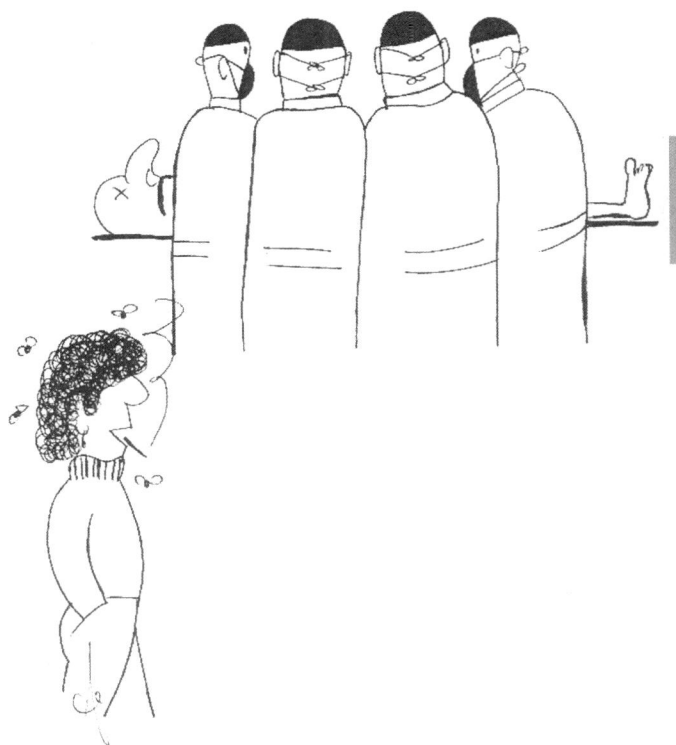

„Hey, lassen Sie mich mal durch. Ich bin Medizinstudent."

Spätestens jetzt müssen Sie sich entscheiden, welches Fernziel
Sie anpeilen, sonst werden Ihnen in Zukunft alle überlegen sein,
die sich schon sicher sind und mit aller Kraft ihren Weg gehen.
Nutzen Sie daher selbst Ihre Chance, durch einen konsequenten,
weitestgehend geradlinigen Weg, die Basis für den Erfolg zu schaffen.

! Die Karrieretipps konkret:
1. Machen Sie die 2. Famulatur ebenfalls nach dem 1. klinischen
   Semester.
2. Absolvieren Sie die 2. Famulatur in dem Fach, das Sie für Ihr
   Fernziel im Auge haben.
3. Bewerben Sie sich für die 2. Famulatur entweder in einer Praxis,
   im Kreiskrankenhaus, Lehrkrankenhaus oder in der Universitätsklinik, je nachdem, wo Sie später am liebsten arbeiten würden.
4. Versuchen Sie, so viel wie möglich über Ihr Wunschfach in Erfahrung zu bringen. Sehen Sie sich an, in welchen Funktionen man im Alter von 30, 40, 50 und 60 Jahren in diesem Fach
   arbeitet.
5. Entscheiden Sie sich für Ihre persönliche Zukunftsperspektive
   und finden Sie heraus, was Sie dafür tun müssen, um Ihr Ziel zu
   erreichen.

5.4 Die 3. und 4. Famulatur.
Ob Urlaubsfamulatur oder Laborfamulatur: ohne konkretes Ziel verschwenden Sie nur Zeit.

▮ Urlaubsfamulatur.

Nach dem I. Staatsexamen müssen Sie stets entscheiden, ob Sie die
vorlesungsfreie Zeit für Ihre Doktorarbeit, Urlaub oder für eine
weitere Famulatur nutzen. Bei den 2 mal 3 Monaten Semesterferien sollten Sie eigentlich alle Bedürfnisse ausreichend unterbringen können. Kurz nach dem I. Staatsexamen ist die beste Zeit,
um die Promotion so richtig voranzubringen. Jetzt 8 Wochen
Urlaub zu nehmen oder 3 Famulaturen anzuschließen, wäre sicherlich nicht angemessen. Aber warum verbinden Sie nicht Urlaub
mit einer Famulatur? Während der letzten Jahre hat sich ein richtiger Famulaturtourismus entwickelt. Fragen Sie einmal bei der
Fachschaft nach. In vielen Fachschaften gibt es Sammlungen von
Famulaturberichten aus aller Herren Länder, von USA bis Neusee-
land, von Bolivien bis Pakistan. Je nach Sprachkenntnissen und

finanziellen Möglichkeiten können Sie sich Ihr Traumland aussuchen. Ein rechtzeitig beim Deutschen Akademischen Auslands-
dienst (DAAD) beantragtes Stipendium übernimmt evtl. bei Auslandsfamulaturen einen Reisekostenzuschuss. Für den Gegenwert
von 3–4 Sitzwachen können Sie heute schon fast jedes Krankenhaus auf der Welt erreichen. Adressen von Krankenhäusern gibt es
im Internet („University of …"), aus alten Famulaturberichten bei
der Fachschaft, über die Auslandstelefonauskunft und von Kollegen aus höheren Semestern. Wenn Sie einen Eindruck von der
medizinischen Tätigkeit in der Entwicklungshilfe bekommen wollen, fragen Sie bei den Hilfsorganisationen nach. Ob *emergency
department* in Miami Downtown, ob Traumatologie in Johannes-
burg, Gynäkologie in Kuala Lumpur, Pediatrics auf den Bahamas,
Impfeinsatz in Peru oder Visitenflug bei den Flying Doctors im
Outback von Australien, fragen Sie einfach mit einem netten Brief
inklusive Lebenslauf an. Schicken Sie gleich 10 Briefe an mögliche
Krankenhäuser einer Region, denn manche Einrichtungen sind
schon überlaufen. Verschiedene Bundesstaaten Australiens verlangen bereits enorme Gebühren. Anderenorts stellt man Ihnen
evtl. sogar Kost und Logis frei zur Verfügung.

Wenn Sie statt etwas zu erleben lieber was für Ihre Chancen bei
der AiP-Bewerbung tun wollen, dann gehen Sie in die Bibliothek
und schauen, aus welchen Kliniken die Autoren der dicken amerikanischen Nachschlagewerke für Ihr Wunschfach stammen.
Bewerben Sie sich schriftlich für einen „*elective term*" in der Abteilung des renommiertesten …-logen, den es auf diesem Fachgebiet
gibt. Schauen Sie mal unter dem Namen der Klinik im Internet
nach. Eine Voranfrage bei der Kapazität per E-mail, gibt Ihnen evtl.
schnell Sicherheit. Egal, was Sie dort lernen werden, die Tatsache
an sich wird sich für Sie günstig auswirken.

Insgesamt sollten Sie keine reine Urlaubsveranstaltung aus solchen Famulaturen machen. Bedenken Sie, dass Sie in einem aus-
ländischen Krankenhaus die deutschen Medizinstudenten, bzw.
die Deutschen vertreten. Ihre praktischen Kenntnisse sind nor-
malerweise im Vergleich zu denen von Medizinstudenten anderer
Länder sowieso spärlich, so dass Sie bestenfalls nicht negativ
auffallen. Nehmen Sie sich aber immer für jede Famulatur ein besonderes Ziel vor. Am besten zwingen Sie sich, das entsprechende
Lehrbuch und die Fragen fürs II. Staatsexamen aus der Schwarzen
Reihe während der Zeit durchzuarbeiten. So behalten Sie beim
Nähen von Schuss- und Stichverletzungen auch die Kenntnisse im
Blickwinkel, die Sie zu Hause benötigen. Selbst wenn Sie in Aca-
pulco nur täglich 3 Stunden in der Klinik anwesend sein müssen,

können Sie nach dem Surfen vielleicht doch noch das Lehrbuch am Strand durchlesen (Skript schreiben nicht vergessen, s. Kapitel 1.4).

▓ Laborfamulatur.
Wenn Sie glauben, dass für Ihre AiP-Bewerbung die wissenschaftliche Leistung Ihrer Promotion eine nicht unerhebliche Bedeutung haben wird, dann machen Sie eine Laborfamulatur. Sie werden sie dann später in Ihrem Lebenslauf als „Forschungsaufenthalt" angeben, ein Pluspunkt, den nicht jeder bereits während des Studiums zu bieten hat. Lassen Sie sich von Ihrem Doktorvater beraten, vielleicht kann er seine internationalen Beziehungen spielen lassen. Sie können die Strategie verfolgen, in einem Labor, das mit Ihrem Chef kooperiert, Kontakte zu knüpfen. Das kann auch innerhalb Deutschlands sinnvoll sein, wenn Sie evtl. vorhaben, nach dem Studium in eine bestimmte Stadt zu wechseln. Wenn Sie unsicher sind, ob Ihnen Ihr Doktorvater später eine Stelle anbieten kann, dann versuchen Sie in ein Top-Labor (USA?) zu kommen, wo Ihnen bereits die Bescheinigung außergewöhnliche Motivation attestiert. Noch bekommen nicht viele Chefärzte Bewerbungen mit solchen Attributen zu sehen.

Evtl. ist es für Sie und Ihre Promotion günstig, wenn Sie bei der Gelegenheit eine neue Methode erlernen und in das Labor Ihres Doktorvaters mitbringen. So können Sie gleich dreifach von Ihrem Einsatz profitieren. Sie haben etwas für sich selbst getan, haben ein tolles Testat in der Tasche und haben sich zum wertvollen Mitarbeiter Ihrer Forschungsgruppe gemacht. Bei solchen Vorhaben gilt die Regel: *think big.* Warum sollten Sie nicht versuchen, in ein Nobelpreisträgerlabor zu kommen? Zugegeben, die werden nicht gerade auf Sie warten. Geben Sie sich jedenfalls nicht mit irgendwas zufrieden. Entscheidend ist, dass man später beim Lesen Ihrer Referenzen verblüfft aufschaut. Immerhin können Sie mit etwas Glück erreichen, dass Sie bei einer weiteren Publikation mit draufstehen, falls man Sie an einem Projekt mitarbeiten lässt. Zudem können Sie hier bereits Kontakte für einen evtl. längeren Forschungsaufenthalt nach Ende des Studiums knüpfen, wie es bei Jungwissenschaftlern mit Habilitationswunsch inzwischen fast allgemein üblich geworden ist.

! Die Karrieretipps konkret:
1. Nutzen Sie die 6 Monate vorlesungsfreie Zeit zur Verbesserung Ihrer Bewerbungschancen durch gut vorbereitete Famulaturen.
2. Statt Urlaub machen Sie eine Famulatur im Ausland.
3. Erkundigen Sie sich nach Famulaturberichten bei der Fachschaft.

4. Erwägen Sie eine Famulatur in der besten Klinik und/oder bei der Weltkapazität für das Fach Ihres Fernziels. Den Namen desjenigen, der Ihr Zeugnis unterschreibt muss jeder zukünftige Chef kennen.
5. Schreiben Sie gleich ein Dutzend Bewerbungen, ca. 3–4 Monate im Voraus.
6. Stellen Sie einen Antrag beim DAAD auf einen Reisekostenzuschuss.
7. Formulieren Sie konkrete Lernziele (z.B. entsprechendes Lehrbuch und Examensfragen durcharbeiten).
8. Erwägen Sie eine Laborfamulatur zur Unterstützung Ihrer Promotion. Schaffen Sie sich Beziehungen, erlernen Sie Spezialtechniken. Machen Sie sich in Ihrem Labor unentbehrlich, indem Sie eine Methode aus einem anderen Labor „rüberholen".
9. Erwägen Sie eine Laborfamulatur in einem echten Top-Labor (USA?).

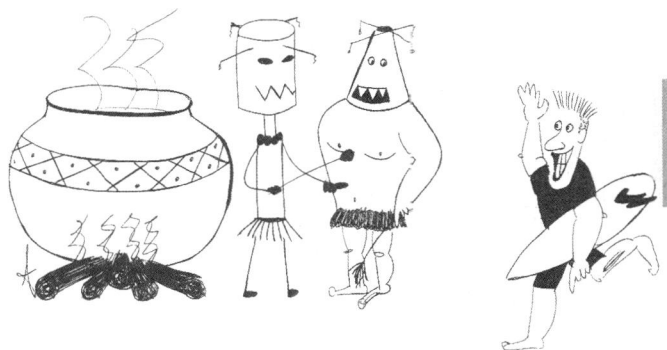

„Wer das ist? Das muss wieder so ein Famulant aus Deutschland sein, der uns unbedingt irgendwie helfen will."

5.5 Weitere Famulaturen.
Was bringt die 10. Famulatur?

Nachdem Ihnen die ersten Famulaturen so viel (Spaß) gebracht und Sie so wahnsinnig viel vorlesungsfreie Zeit haben, können Sie natürlich auch mehr als nur 4 Famulaturen machen. Die meisten tun es. So lange Sie sich immer ein konkretes Ziel vornehmen und auch an die Möglichkeiten denken, Ihre Karrierechancen zu verbessern, kann man nur dazu raten, erheblich mehr als nur 4 Famulaturen abzuleisten. Manche Fächer sind für den Einzelnen eine absolute Qual, bis er einmal in dem Bereich famuliert und Freude an dem sonst ungeliebten Fach gefunden hat. Also wagen Sie sich in die Psychiatrie, in die Anästhesie, in die Pädiatrie oder Geburtshilfe, wenn Sie mit dem Buch und der Vorlesung bislang nichts anfangen konnten. Verbinden Sie Famulaturen mit einem Urlaub an einem Ort, wo Sie schon immer mal hinwollten. Eine Winterfamulatur in Davos vermittelt Ihnen z.B. sicher grandiose Erfahrungen in der Traumatologie von Skiunfällen. Nebenbei gehen Sie selber noch ein bisschen auf die Piste. Lassen Sie jedoch auf gar keinen Fall der 10. Famulatur zuliebe Ihre Doktorarbeit schleifen. Eine sofort nach dem III. Staatsexamen eingereichte Promotion ist für Sie später von größerer Hilfe als eine lange Liste von Famulaturen. Die Mitarbeit an einem 2. Projekt Ihres Doktorvaters wird ihn sicher zu mehr persönlichem Engagement veranlassen, Sie später gut unterzubringen, als Ihre Famulatur auf Mallorca.

! Die Karrieretipps konkret:

1. Machen Sie mehr als 4 Famulaturen. Geben Sie sich aber für jede ein konkretes Lernziel.
2. Überlegen Sie bei jeder zusätzlichen Famulatur, inwiefern Sie damit Ihre spätere Bewerbung noch besser unterstützen könnten.
3. Vernachlässigen Sie niemals Ihre Promotionsarbeit. Eine abschließend korrigierte Promotionsarbeit sollten Sie am Tag nach dem III. Staatsexamen einreichen können.
4. Erwägen Sie stattdessen, ob Sie sich nicht doch in einem 2. Projekt Ihres Doktorvaters engagieren. Eine 2. Publikation hilft Ihnen wahrscheinlich mehr als eine 10. Famulatur.

6 Die Prüfungen

6.1 Den Sinn von Prüfungen verstehen.
So schaffen Sie jedes Examen.

Während das Physikum ein reines Selektionsinstrument ist, um die Spreu vom Weizen zu trennen, brauchen sich motivierte Kliniker um „vergeigte" Prüfungen weniger Sorgen zu machen. In der Klinik sind Sie fast ausschließlich von interessierten Jungmedizinern umgeben, so dass sich die Motivation oft gegenseitig aufschaukelt.

▨ Mindeststandard.
Das I. und II. Staatsexamen dienen vor allem der Sicherung eines Mindeststandards an breitem medizinischen Allgemeinwissen, das natürlich auch sehr viele spezielle Inhalte aufweist. Auch wenn Sie nach 5 Jahren 75 % davon wieder vergessen haben werden, im Bedarfsfall könnten Sie Ihr Wissen sehr schnell wieder auffrischen. Die deutschlandweiten einheitlichen Prüfungen garantieren Ihnen von Freiburg bis Greifswald gleiche Prüfungsinhalte und Bedingungen. Ein wichtiger Vorteil auch für Sie, wenn es später um Stellenbesetzungen geht. Sie dürfen also stöhnen und schimpfen, so viel Sie wollen. Allen Ihren Kollegen in Deutschland geht es genauso.

▨ Pädagogischer Wert.
Auch wenn es nicht offen ausgesprochen wird, die Fragenkataloge, die Skripte, die Tortur der Multiple-Choice-Fragen dienen natürlich der Formung und Erziehung eines jeden Einzelnen. Sind Sie als ein bunter Haufen in das Studium hineingegangen, so formt diese Mühle aus Ihnen die deutsche Standardärztin und den deutschen Standardarzt: jederzeit bereit, Unmengen von Wissen in kurzer Zeit zu filtern, wichtige Inhalte aufzunehmen und Ja- oder Nein-Entscheidungen in ultrakurzer Zeit, auch aus dem Bauch heraus, zu treffen. Was Ihnen als unmenschlich und unwirklich erscheint, ist jedoch eine exzellente Lektion für die Arbeitsplatzanforderungen an Ärzte und für die Erfordernisse am Arbeitsmarkt der Computer-Medien-Telekommunikationsgesellschaft im 21. Jahrhundert. Auch in anderen Branchen können Arbeitnehmer und Selbstständige heutzutage und in Zukunft nicht überleben, wenn Sie nicht flexibel sind, große Wissensmengen filtern und schnelle Entscheidungen, auch in fremden Gebieten, treffen können. Somit eignen Sie sich in Ihrem Studium so ganz nebenbei Fähigkeiten an, für die ein Handwerksmeister oder

ein Jungmanager in Fachseminaren zwischen 5000 und 30000 DM pro Seminarwoche investieren muss. Nehmen Sie den Lernaufwand also nicht zu schwer, sondern packen Sie es an. Alle Ihre Semesterkollegen in ganz Deutschland tun genau das Gleiche.

■ Vergleichbarkeit der Leistung.

Auch wenn Ihnen mündliche Prüfungen lieber wären, das Multiple-Choice-System hat auch Vorteile für Sie. Die bundesweite Vergleichbarkeit der Ergebnisse vermindert Vetternwirtschaft, Vitamin-B-Noten und Bestechlichkeit auf ein geringes Maß. Wer bei den Prüfungen nur einen Vierer hinbekommt, würde sich auch bei einem anderen Prüfungssystem nicht unbedingt als Primus bewähren. Die schweren speziellen oder irreführenden Fragen, an denen Sie gescheitert sind, hatten auch alle anderen vorliegen. Also nehmen Sie es locker: Trainieren Sie Geschwindigkeit und bereiten Sie sich auf die Inhalte kompetent vor. Sie möchten auch nicht von einem Arzt mit Halbwissen behandelt werden.

! Die Karrieretipps konkret:
1. Die Staatsexamina dienen nicht mehr der Selektion. Der vorzubereitende Stoff soll ein breites medizinisches Allgemeinwissen garantieren, das Sie bei Bedarf schnell wieder auffrischen können.
2. Erkennen Sie, dass das Lernen auf die Prüfungen Fähigkeiten trainiert, die Sie später gut gebrauchen können. Sehen Sie die Tortur also positiv. Es bringt Ihnen was für die Zukunft.
3. Das Multiple-Choice-System garantiert eine nationale Vergleichbarkeit Ihrer Leistungen und schützt Sie vor Manipulation.

6.2 Das Ziel der Prüfung.
Unbedingt eine 1
oder Hauptsache bestanden?

Die einen sehen bei jeder Prüfung das Ziel erfüllt, wenn die erforderliche Mindestpunktzahl erreicht wurde. Das ist für viele Eingangstestate auch richtig, gilt jedoch nur bedingt für das Physikum oder die Staatsexamina. Es ist natürlich nicht so, dass Sie Ihre Noten als Referenz bis zur Berentung mit sich schleppen, allerdings sind sie doch als Entscheidungskriterium für die Vergabe von AiP-Stellen von wesentlicher Bedeutung. Mit einem zwar abgeschlossenen Studium, aber mit lauter Vierern, ist man bei Bewerbungen ein klarer Außenseiter. Möchten Sie von einem Arzt behandelt werden, der sich gerade so durchgemogelt hat?

Ebenso kann man aber nur davor warnen, in schriftlichen Prüfungen mit der Note 1 abzuschließen. Menschen, die selbst die unbeantwortbaren Fragen noch richtig raten, sind allen anderen suspekt. Ihr zukünftiger Chef hat mit Sicherheit keine 1 in seinen schriftlichen Prüfungen gehabt. Man wird Sie also mit Misstrauen beäugen und erwarten, dass Sie, was das Zwischenmenschliche oder Handwerkliche angeht, eine Niete sind. Man wird annehmen, dass Sie zu der Art von Schulstrebern gehören, die Tag und Nacht aber auch alles lernen, was man ihnen vorsetzt. Die besseren Zukunftschancen mit einer 1 in sämtlichen schriftlichen Prüfungen haben Sie sicher nicht.

Mit der Note 2 in allen schriftlichen Prüfungen und Einsen in den mündlichen Prüfungen sind sie für jede Stelle bestens qualifiziert. Wenn Sie die Qualitäten zu der Bestnote – egal unter welchen Umständen – in sich spüren (Abitur 1,0 oder besser), investieren Sie Ihr Talent besser in Ihre Promotion als in die letzten 2 % richtigen Multiple-Choice-Fragen. Eine Summa-Cum-Laude-Promotion in einem Top-Labor mit einer Erstautorpublikation in einem guten Journal bringt Ihnen kurz-, mittel- und langfristig weitaus mehr als die 1 im Gesamtdurchschnitt. Wenn Ihnen das Lernen der Stoffmenge leicht fällt, dann investieren Sie mehr Zeit in Ihr Beziehungsnetz, knüpfen Sie frühzeitig Kontakte in Ihrem Zielbereich, bereiten Sie einen Forschungsaufenthalt im Ausland vor und schreiben Sie Ihre Promotionsarbeit schon vor dem II. Staatsexamen (die Korrekturen können locker noch mal 1 Jahr ausmachen).

! Die Karrieretipps konkret:
1. Machen Sie in den mündlichen Examina eine 1 oder 2, in den schriftlichen möglichst eine 2, mindestens aber eine 3.
2. Mehr als eine 1 in den 3 schriftlichen Staatsexamina könnte sich auch nachteilig auswirken.
3. Wenn Sie überschüssige Energien haben, investieren Sie sie eher in Ihre Promotion und Ihr Beziehungsnetz, als in die letzten 2 % der schwierigsten Multiple-Choice-Fragen.

6.3 Strategien für schriftliche Prüfungen.
So schaffen Sie eine 2.

Die schriftlichen Prüfungen sind einfach strukturiert und von jedermann zu schaffen, wenn man gewisse Grundregeln beachtet. Gehen Sie nach diesen Regeln vor. Lassen Sie sich nicht durch unsichere und Panik verbreitende Semesterkollegen irritieren. Überhaupt: Glauben Sie nie, aber auch wirklich nie, Ihren Kollegen, die Ihnen erzählen, sie hätten auch noch nichts gemacht. Alle lernen wie die Irren, aber nur wenige geben das auch zu. Orientieren Sie sich niemals an denen, die vorgeben, nichts zu tun. Halten Sie sich an die, die Sie motivieren können, wenn Sie durchhängen. Sich gegenseitig in einem Tief zu bemitleiden, wird Ihnen in keiner Phase Ihres Lebens nützen. Lassen Sie sich von Leuten unterstützen, die Ihnen weiterhelfen.

Tip 1: Stellen Sie einen Zeitplan auf. Überschlagen Sie die Anzahl der Multiple-Choice-Fragen aus der Schwarzen Reihe und die Lehrbuchseiten und multiplizieren Sie die Zeit, die Sie dafür brauchen werden. Ziehen Sie 10–20 % der Zeit ab und legen Sie ein genaues Tagespensum fest, an das Sie sich später sklavisch halten müssen. Hören Sie nie vor Erreichen des Pensums auf, aber hören Sie auf, wenn Sie es erreicht haben. Der Zeitplan sollte so ausgerichtet sein, dass das Pensum 2 Wochen vor der Prüfung absolviert ist. Zu Ihrem Programm in den letzten 2 Wochen lesen Sie Tip 9.

Tip 2: Schreiben Sie beim Lesen ein kleines Begleitskript, in das Sie alle schwer zu merkenden Details, Formeln oder wichtigen Zusammenhänge aufnehmen. Wenn Sie schon semesterbegleitend ein Skript geschrieben haben, benutzen Sie es jetzt. Notieren Sie insbesondere die Fakten zu den Fragen, die Sie falsch beantwortet haben. Dieses Skript schauen Sie am Ende eines jeden Lerntages und am Morgen des nächsten durch. So haben Sie die tendenziell schwierigeren Inhalte bereits mehrfach wiederholt. Diese knapp zu fassenden Skripte werden in den 2 Wochen vor der Prüfung noch einmal durchgearbeitet, um die für Sie schwierigen Inhalte noch einmal zu rekapitulieren. Verwenden Sie keine Kurzlehrbücher, Studentenskripte oder Zusammenfassungen von Kollegen für diesen Zweck, denn es muss Ihre eigene, selbst selektierte Problemliste sein.

Tip 3: Beantworten Sie die dazugehörigen Fragen nach Durcharbeiten eines größeren Themengebietes. Legen Sie eine Uhr neben sich und versuchen Sie pro Frage nicht mehr als 1 Minute zu verwenden (während der Prüfung haben Sie etwa $1\frac{1}{2}$ Minuten). Zwingen Sie sich zwischendurch, nicht nachzulesen, sondern beantworten Sie alle Fragen ehrlich. Sie sind jetzt sowieso besser als in der Prüfung, denn Sie haben bis dahin keine Zeit mehr, das Kapitel im Buch noch einmal zu lesen. Notieren Sie die Inhalte der falsch beantworteten Fragen in Ihr Skript.

Tip 4: Lernen Sie an einem Ort, an dem es für Sie keine Ablenkungen gibt. Das mag für manche die Bibliothek einer anderen Fakultät, für andere der eigene Schreibtisch sein. Hängen Sie das Telefon aus, schmeißen Sie das Fernsehprogramm weg und verbitten Sie sich Störungen von Freunden. Ein 8-Stunden-Tag ist das Mindeste, was auch von einem Straßenkehrer verlangt wird. Verlangen Sie von sich mehr als das.

Tip 5: Planen Sie feste Kurzpausen ein, unabhängig davon, wie weit Sie gekommen sind. Treffen Sie sich auf einen Kaffee mit Freunden, lesen Sie die Tageszeitung oder machen Sie einen kleinen Spaziergang. Dehnen Sie Pausen jedoch nicht über mehr als 15 Minuten aus. Gehen Sie mittags essen, aber unterbrechen Sie nicht mehr als eine $^3/_4$ Stunde, joggen Sie $^1/_2$ Stunde. Ohne Pausen werden Sie immer müder und Ihr Lernen wird ineffektiv.

Tip 6: Es gibt Leute, die können nachts besser arbeiten. Andere arbeiten am frühen Morgen effizienter. Egal wann Sie anfangen. Ziehen Sie Ihr Programm zu Ihrer besten Lernzeit gnadenlos durch.

Tip 7: Schlafen Sie ausreichend. Sie müssen Ihren Rhythmus wochenlang durchhalten und am Schluss die maximale Prüfungsleistung erbringen. Es nutzt nichts, wenn Sie am Ende der Vorbereitung ausgepowert sind.

Tip 8: Sorgen Sie für Ablenkung und Tapetenwechsel, nachdem Sie Ihr Programm geschafft haben. Belohnen Sie sich für Ihre Disziplin und Ihren Fleiß. Fahren Sie abends zu Ihrem Partner und vergessen Sie die Prüfung. Vermeiden Sie nach Ihrer Lernphase den Kontakt zu Medizinern. Sie müssen abschalten. Gehen Sie zum Sport. Tanken Sie so Kräfte auf und entlasten Sie Ihr Hirn. Basketball ist dafür besser geeignet als Schach. Versuchen Sie bereits jetzt, auch während der härtesten Prüfungsphase, andere Lebensbereiche zu pflegen, denn Ihr Berufsleben wird ähnliche Anforderungen wie diese Prüfung stellen. Wer nicht auch andere Bereiche pflegen und abschalten kann läuft Gefahr, zum ausgelaugten und sozial isolierten Fachidioten zu werden.

Tip 9: Von den 2 Wochen vor der Prüfung verwenden sie 7–10 Tage zum Wiederholen der problematischen Inhalte in Ihren Skripten. Jetzt können Sie einzelne Dinge auch noch mal kurz nachlesen, aber arbeiten Sie auf jeden Fall noch mal alle Ihre Skripte durch. Wenn Sie jetzt auf ein Skript verzichten, ist vielleicht ein ganzes Fach futsch. Hier können Sie aber auch entscheiden, wo Sie eine Lücke riskieren.

6

Tip 10: Den letzten Tag vor der Prüfung lernen und wiederholen Sie gar nichts. Sie haben frei. Sie lehnen sich entspannt zurück und betrachten zufrieden, was Sie in den letzten Wochen geleistet haben. Machen Sie mit Freunden einen Ausflug in Grüne (aber bitte nicht Skifahren oder andere Aktivitäten, die Ihre Gesundheit für den Prüfungstag irgendwie gefährden). Spüren Sie das Gefühl, dass mehr eben nicht drin war, und dass Sie auf gar keinen Fall durchfallen können, weil Ihr Prozentsatz der richtig beantworteten Fragen immer gut genug war. Diese Art der Selbsthypnose, der begründeten Ruhe und Zuversicht ist Ihre Geheimwaffe gegenüber allen, die am letzten Tag noch ein Lehrbuch in der Hand haben und auch noch vor dem Prüfungsraum hastig Karteikarten sichten. Sie werden angespannt-konzentriert, so wie Sie es sich antrainiert haben, in der Prüfung sitzen.

Tip 11: Arbeiten Sie während der Prüfung in dem Ihnen vertrauten Rhythmus die Fragen durch. Alle Fragen, die Sie nicht sofort (innerhalb 1 Minute) beantworten können, werden markiert und ausgelassen. So haben Sie nach ca. $^2/_3$ der Zeit alle Fragen durch und nicht den Fehler gemacht, einfache Fragen aus Zeitgründen am Ende nicht mehr beantworten zu können. Jetzt, wo andere schwitzen, haben Sie noch 1 Stunde Zeit, die wirklich schwierigen oder auch gar „unbeantwortbaren" Fragen in Ruhe zu bearbeiten. Bei einem Großteil wird Ihnen die richtige Antwort schon noch einfallen, oder aber Sie raten richtig. Einige Fragen werden Ihnen ein Rätsel sein, aber Sie kennen das, und es beunruhigt Sie nicht. Es gibt Fragen, die Sie auch mit den Büchern nicht lösen können, also pfeifen Sie auf sie. Sie haben auf jeden Fall schon bestanden.

Und am Ende noch eins. Ändern Sie niemals ein Kreuz bei einer Frage, die Sie bereits im ersten Durchgang beantwortet haben.

Behalten Sie auch während der Prüfungsvorbereitung immer Ihr Fernziel im Auge. Denken Sie daran, dass diese bestandene Prüfung erst der Anfang eines weiteren langen Weges mit neuen Hürden ist. Geben Sie sich nicht der Vorstellung hin: „Wenn ich erst das Examen habe, ist alles geritzt". Natürlich benötigen Sie ein anständiges Examen, aber oft nur um später größere Herausforderungen zu meistern. Wenn Sie erst entdecken, was es Sie für Anstrengungen kosten wird, die erforderlichen Forschungsarbeiten für eine Habilitation zu erstellen oder die Hürden einer Praxiseröffnung zu nehmen, werden Ihnen die klar vorgegebenen (und im Gegenstandskatalog nachzulesenden) Anforderungen einfach erscheinen.

Also nur Mut, es ist zu schaffen! Und da die Examina durch das Multiple-Choice-Verfahren berechenbar sind, ist es im Prinzip auch einfach, sie zu bestehen. Man muss eben nur den dafür nötigen Arbeitsaufwand klar strukturieren und systematisch durchziehen – seinen eigenen Plan erfüllen.

! Die Karrieretipps konkret:
1. Hören Sie nicht auf Kollegen, die vorgeben, noch nichts gelernt zu haben. Entweder sie lügen oder sie sind dumm. Umgeben Sie sich mit Leuten, die Sie motivieren können, wenn Sie selbst ein Tief haben.
2. Stellen Sie einen Zeitplan mit einem täglichen Arbeitspensum auf.
3. Nutzen Sie Ihr bereits erstelltes Lernskript oder verfassen Sie jetzt eins.
4. Beantworten Sie die Fragen der Schwarzen Reihe im 1-Minuten-Takt ehrlich. Errechnen Sie Ihren richtig/falsch-Quotienten. Notieren Sie die Inhalte der falschen Fragen.
5. Arbeiten Sie täglich mindestens 8 Stunden an einem ruhigen Ort und machen Sie regelmäßig kurze Pausen.
6. Schlafen Sie ausreichend, treiben Sie Sport und sorgen Sie abends für Ablenkung vom Bereich Medizin (Mediziner meiden).
7. Wiederholen Sie in den letzten 2 Wochen vor der Prüfung die Skripte aller Fächer und alle falsch beantworteten Fragen.
8. Fahren Sie am letzten Tag vor der Prüfung ins Grüne. Entspannung vor der Prüfung nutzt Ihnen jetzt mehr als hektisches Wiederholen.
9. Gehen Sie während der Prüfung ruhig alle Fragen im 60-Sekunden-Rhythmus durch. Markieren Sie alle unklaren Fragen und machen Sie erst einmal weiter. So haben Sie für alle markierten Fragen am Ende noch ca. 1 Stunde Zeit.

6.4 Strategien für mündliche Prüfungen.
Die Prüfungssituation meistern.

Die allermeisten Prüfer glauben an das Gute im Nachwuchs und freuen sich, Ihre Leistungen mit der Note 1 belohnen zu können. Wenn Prüfer mehrere Stunden Ihrer knappen Zeit für Sie opfern müssen, wollen sie nicht auch noch vom Studenten enttäuscht werden. Sie sind insofern nicht Ihre Gegner, sondern geben Ihnen während der Prüfung die Chance, zu zeigen, was Sie können. Wenn Sie nichts können, haben Sie natürlich berechtigte Sorgen, da helfen auch keine Tricks. Dieses Buch will Ihnen jedoch Tipps geben, wie Sie bei solidem Wissen dieses auch anbringen können.

Tipp 1: In den mündlichen Prüfungen haben Sie die Möglichkeit, Ihre Fähigkeiten der *Selbstdarstellung* zu präsentieren. Hier ist zu solidem Wissen auch dieses charmant-bestimmte Selbstbewusstsein gefragt, ohne das man nicht Bundeskanzler, Klinikdirektor oder AiP-Stelleninhaber werden kann, wenn man mit anderen um diese Positionen konkurrieren muss. Ihre Beurteilung wird sich nicht nur nach dem richten, was Sie in Ihrem Kopf an Wissen angesammelt haben, sondern vor allem danach, was und wie Sie es in der Prüfungssituation herausbringen. Als schüchternes Mauerblümchen, dem im entscheidenden Moment die Röte ins Gesicht schießt und der Atem stockt, wird Ihnen auch das umfassendste Wissen nichts nützen. Trainieren Sie Prüfungssituationen mit Freunden und lassen Sie sich dabei filmen. Nur so sehen Sie, was Ihr Prüfer sieht. Das Wichtigste ist also, cool zu bleiben. Treten Sie freundlich, selbstbewusst und interessiert auf. Man soll Ihnen ansehen, wie Sie sich darauf freuen, Ihr Wissen preiszugeben. Übertriebene Selbstsicherheit kann natürlich auch provozierend wirken, so dass man Sie mit schwierigen Fragen „klein kriegen" will. Spielen Sie also den sympathischen Schwiegersohn, der mit allem schon irgendwie fertig werden wird. Nicht unverschämt, aber vor keinem Problem zurückschreckend. Scheuen Sie keinen Blickkontakt, sondern schauen Sie Ihren Prüfern in die Augen. Geben Sie bei der Begrüßung einen wohl dosiert kräftigen Händedruck, der bereits signalisiert, dass man sich bei Ihnen keine Sorgen um die Beantwortung der Fragen machen muss. Versuchen Sie, sich in einer Prüfung mit mehreren Prüflingen, in die Mitte der Sitzreihe zu platzieren, damit Sie sicher nicht als Erster drankommen.

Tipp 2: Wenn Sie nicht beginnen müssen, können Sie erst einmal *das Verhalten der Prüfer analysieren*. Achten Sie darauf, welche Art von Antworten (die wohlüberlegten, die spontanen, die präzisen oder mehr die in die richtige Richtung weisenden) vom Prüfer wohlwollend quittiert werden. Denken Sie nicht zu viel über die richtigen Antworten Ihrer Kollegen nach. Sie werden nicht dieselben Fragen gestellt bekommen. Dennoch sollten Sie immer wieder, nachdem der Prüfer seine Frage formuliert hat, wissend mit dem Kopf nicken und damit bereits im Vorfeld signalisieren, dass Sie diese Frage sofort hätten beantworten können. So sammeln Sie bereits Punkte, obwohl Sie noch gar nicht angesprochen wurden.

Tipp 3: Ihr *Antwortstil* ist entscheidend. Wenn Sie selber an die Reihe kommen, versuchen Sie sich selbst und den Prüfer nicht in die Situation zu bringen, dass Sie, wie beim Tennis, defensiv eine Serie von Schmetterbällen abzuwehren haben. Alle Beteiligten sind begeistert, wenn sich die Prüfung in ein sachliches Gespräch zwischen Kollegen verwandeln lässt. Hocken Sie also nicht wie ein Hase in der Defensive, sondern führen Sie ein Gespräch. Da wird Ihnen auch nicht übelgenommen, wenn Sie sagen „... das ist mir gerade nicht präsent, aber ich würde aufgrund der Tatsache ... annehmen, dass es sich so verhält." Der richtige Ansatz zur Herleitung wird auch honoriert. Wenn Ihnen ein Prüfer auf die Sprünge helfen muss, auch nicht schlimm, solange Sie dann richtig loslegen können. Mit einem Redeschwall können Sie so das anfängliche „Haken" souverän ausgleichen. Wenn Sie allerdings gar nichts zu einem Gebiet zu bieten haben, dann hilft nur noch Schadensbegrenzung. Jammern Sie nicht laut „Vorhin habe ich's noch gewusst!", oder „das konnte ich mir noch nie merken", sondern bleiben Sie ruhig und hoffen Sie auf die nächste Frage.

Tipp 4: Wenn Sie sich auf einem Gebiet sehr sicher fühlen, können Sie versuchen, das Gespräch dorthin zu ziehen. Sie geben ein paar Stichwörter vor und bekommen die entsprechende Frage. Oder Sie versuchen einfach, im Redefluss auf Ihr *Lieblingsthema* auszuweichen. Das kann zwar vom Prüfer abgebrochen werden, signali-

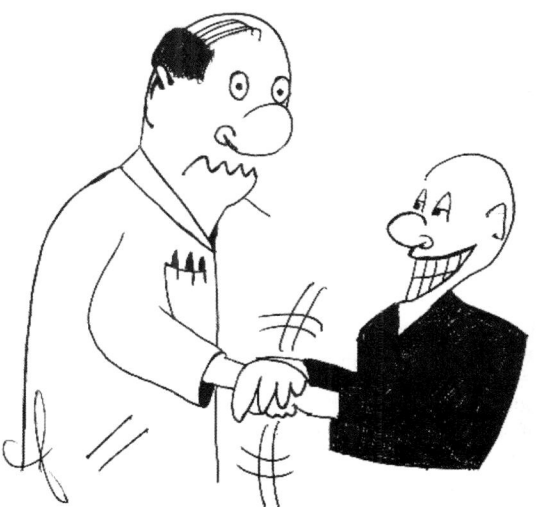

„Moin, Moin, Prüferchen. Na, ich wette, ich habe mich auf die Prüfung besser vorbereitet als Sie ..."

siert aber in jedem Fall, dass Sie sich gut auskennen. Im besten Fall lässt man Sie einfach weiterreden und ist begeistert, dass Sie so begeistert sind.

Wenn Sie anschließend Ihre Noten erhalten, nehmen Sie sie bitte ruhig und gefasst entgegen. Erniedrigen Sie sich nicht auch noch durch Gefühlsausbrüche, wenn Sie glauben, dass man Sie benachteiligt hat. Die Prüfer haben Ihre Leistungen wahrscheinlich objektiver beurteilen können, als Sie selbst. Bedenken Sie, dass man nicht nur Ihr Wissen beurteilt, sondern auch die Form, in der Sie es vorgetragen haben. Einen schlechten Tag kann jeder haben, aber verlangen Sie nicht von den Prüfern, dass man Sie deshalb besser beurteilt.

! Die Karrieretipps konkret:
1. Sehen Sie Ihre Prüfer nicht als Feind. Sie sollen Ihnen die Gelegenheit geben, zu zeigen, was Sie können. Prüfer stehen stellvertretend z.B. für einen Patienten mit einem komplizierten Problem, der genauso das Äußerste von Ihnen verlangt.
2. Nutzen Sie die Gelegenheit, Ihre Fähigkeiten zur positiven Selbstdarstellung zu demonstrieren. Sie werden diese Fähigkeiten in der Zukunft noch oft brauchen (Bewerbungen, Vorstellungen, Vorträge, Chefvisiten …). Üben Sie die Prüfungssituation mit Video.
3. Beginnen Sie mit einem selbstbewussten Händedruck und einem Blick in die Augen. In Prüfungen mit mehreren Prüflingen setzen Sie sich in die Mitte der Reihe, damit Sie nicht als Erster dran kommen.
4. Analysieren Sie den Stil der Prüfer daraufhin, welche Art von Antworten wohlwollend honoriert werden.
5. Warten Sie nicht defensiv auf die nächste Frage, sondern versuchen Sie die Prüfung in ein Gespräch zu verwandeln, in dem Sie zu dem Thema kommen, das Sie am besten drauf haben.
6. Nehmen Sie die Beurteilung ruhig und mit Würde auf, auch wenn Sie sich ungerecht behandelt fühlen.

7 Das Praktische Jahr

7.1 Die richtige Reihenfolge.
Zu welchem Zeitpunkt das angestrebte Fach?

Die Reihenfolge der Fächer fürs Praktische Jahr kann z. T. beeinflusst werden. Somit stellt sich die Frage, wann man welches Fach bestreiten soll. Das ist keinesfalls gleichgültig, da Sie bereits während des PJ Ihre Bewerbungen für die AiP-Stelle losschicken müssen. Aus diesem Grund sollten Sie in jedem Fall im 1. Tertial das Fach wählen, in dem Sie sich anschließend bewerben wollen. Wenn Sie also Neurochirurg werden wollen, beginnen Sie mit Ihrem Wahlfach in der Neurochirurgie. Sie verbessern so Ihre Chancen auf Einstellung in der Klinik, in der Sie das PJ absolvieren, indem Sie sich dort unmittelbar vor Ihrer Bewerbung persönlich profilieren können. Falls Sie sich anderenorts bewerben wollen, lassen Sie sich am Ende des PJs ein ausgezeichnetes Zeugnis ausstellen, um es der Bewerbung beilegen zu können. Die frühe Bewerbung für eine AiP-Stelle ist in der Regel von Vorteil, selbst wenn Sie Ihnen zunächst mit dem Vermerk <zu früh > wieder zurückgesandt wird. Viele Stellen werden schon lange im Voraus vergeben, da Chefärzte genau wissen, wann in den nächsten 18 Monaten wieder AiP-Stellen frei werden. Ihre ausgezeichneten Vorleistungen in Studium, Promotion und PJ werden Ihn veranlassen, Ihre Bewerbung zu behalten und Sie zu einem Vorstellungsgespräch einzuladen. Alle späteren Bewerbungen, selbst bessere Leute, haben keine Chance, wenn Ihnen der Chef bereits früher zugesagt hat. Sie werden Ihr restliches PJ und das III. Staatsexamen viel gelassener absolvieren, wenn Sie Ihre Stelle bereits sicher haben.

! Die Karrieretipps konkret:
1. Absolvieren Sie das Fach zuerst, in dem Sie sich anschließend bewerben wollen.
2. Schicken Sie sofort nach Abschluss des 1. Tertials in Ihrem angestrebten Fach Ihre Bewerbungen für die AiP-Stelle weg.

7.2 Wo soll man das PJ machen?
Daheim, in USA oder in Afrika?

Das 1. Tertial, in dem Sie Ihr Traumfach absolvieren, sollten Sie in der Klinik ableisten, in der Sie anschließend arbeiten möchten. In diesen Häusern werden die meisten AiP-Stellen, wenn nicht bereits von Doktoranden, durch ehemalige PJler besetzt. Immerhin haben Sie schon eine 4-monatige Probezeit absolviert und hatten viele Gelegenheiten, bei Entscheidungsträgern einen guten Eindruck zu hinterlassen. Wenn Ihr Ziel eine entfernte Uni ist, empfiehlt sich ein Auslands-PJ in Ihrem Wunschfach. Schauen Sie im PubMed nach den Forschungsgebieten Ihres zukünftigen Chefs nach und suchen Sie nach Abteilungen in Amerika, die über das gleiche Gebiet in guten Journals publizieren oder mit Ihrem „Zielchef" eine feste Kooperation haben. Eine Bewerbung mit einem guten Zeugnis aus einer konkurrierenden oder noch besser kooperierenden Institution ist ein unschlagbares Argument bei Ihrer anschließenden Bewerbung. Betonen Sie, dass man Ihnen in den USA die Klinik Ihres Zielchefs als 1. Adresse für das Fach xy empfohlen hat, und Sie sich deshalb gerne vorstellen würden. Hier gilt Ähnliches wie bei den Auslandsfamulaturen bereits erwähnt.

PJ-Tertiale in der Dritten Welt sind nur zu empfehlen, wenn Sie eine Allgemeinarzttätigkeit anstreben, und wenn Sie wissen, dass Ihr zukünftiger Arbeitgeber dies anerkennt, oder wenn Sie als zukünftiger Neurologe mit vorliegender Stellenzusage Ihr Chirurgie-PJ nicht mit Hakenhalten verbringen möchten. Ihrem zukünftigen Chef dürfte dann der Ort Ihres Chirurgie-PJs wohl egal sein, zumal Sie es sowieso erst nach der Stellenzusage absolvieren. Vorsicht ist mit Auslands-PJ-Tertialen geboten, wenn Sie noch keine sichere Stellenzusage haben. Sie müssen dann natürlich für die zu erwartenden Vorstellungsgespräche evtl. auch ultrakurzfristig erreichbar sein („Schauen Sie doch morgen mal kurz vorbei"). Eine Anreise aus Boston ist dann problematisch. Bei Verzögerungen nimmt Ihr neuer Chef lieber eine andere Bewerbung aus dem Stapel, und Sie sind raus. Insofern sind Auslandstertiale just-for-fun eher für das letzte Tertial zu empfehlen.

7

! Die Karrieretipps konkret:

1. Machen Sie Ihr 1. Tertial in Ihrem Wunschfach am besten in der Klinik, in der Sie anschließend arbeiten wollen.
2. Falls Ihr Ziel außerhalb des Unibereichs liegt, an dem Sie studieren, erwägen Sie ein Auslands-PJ in einer Klinik, die mit dem Chef der Klinik, die Sie im Auge haben, kooperiert oder evtl. auch konkurriert. Beschaffen Sie sich diese Informationen aus dem Internet. Lassen Sie sich von dort an Ihren zukünftigen Chef empfehlen.
3. Wählen Sie PJ-Tertiale in der Dritten Welt nur dann, wenn Sie sicher sind, dass das Ihre Bewerbungchancen in dem angestrebten Fach nicht verringert, oder wenn Sie die Stellenzusage bereits in der Tasche haben.

4. Bedenken Sie bei Auslandstertialen im PJ, dass die Anreise für Vorstellungsgespräche ein erheblicher Nachteil sein kann. Erwägen Sie Auslandsaufenthalte eher für das 3. Tertial, wenn Sie Ihre Stelle bereits haben.

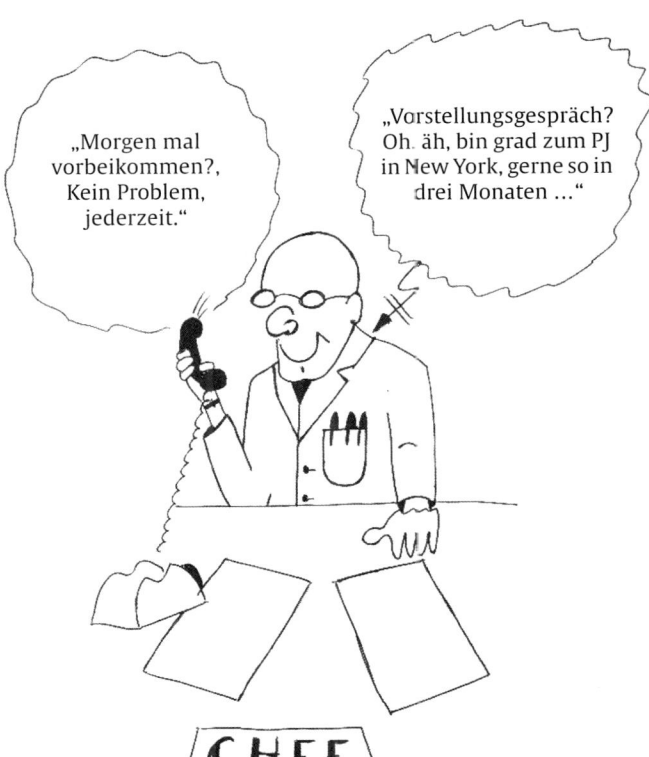

7.3 Welches Wahlfach bei Berufswunsch Innere/Chirurgie?
Lernen Sie noch was Brauchbares.

Wenn Sie sich langfristig für die Fächer Innere Medizin oder Chirurgie entschieden haben, sollten Sie versuchen, das Wahlfach zum Erwerb brauchbarer Fähigkeiten nutzen. Als Internist wird Ihnen das Wahlfach Orthopädie, in dem Sie wohl die überwiegende Zeit am OP-Tisch Haken halten, allenfalls etwas nützen, wenn Sie Rheumatologe werden wollen. Allgemein gilt: Zukünftige Internisten sollten das Wahlfach in einem nicht operativen Fach wählen. So können Sie z.B. in der Neurologie die Techniken der kompletten neurologischen Untersuchung, die Beurteilung von komatösen Patienten, die Lumbalpunktion, Abklärung der Polyneuropathien und der verschiedenen zerebralen Durchblutungsstörungen und vieles weitere mehr lernen, was Ihnen als zukünftiger Internist außerordentlich hilfreich sein wird. In der Pädiatrie wird Ihnen ein ähnlich umfassender Ansatz vermittelt wie in der Inneren Medizin. In der Psychiatrie können Sie nützliche Erfahrungen mit der Psychopharmakatherapie von Sucht-, geriatrischen oder depressiven Patienten sammeln. Auch in der Radiologie können Sie bei der systematischen Bildbefundung und Auswertung moderner Schnittbildtechniken als sinnvolle Ergänzung zur Inneren viel profitieren. Insbesondere in der interventionellen Radiologie lernen Sie invasive Techniken kennen, mit denen heutzutage Patienten aus allen Bereichen der Inneren Medizin routinemäßig behandelt werden (Gefäßdilatationen bei pAVK oder Dialyseshunts, Stentimplantationen im Gallengang, TIPS-Anlage bei Leberzirrhose, etc.).

Für zukünftige Chirurgen ist natürlich die Wahl eines weiteren chirurgischen Gebietes sinnvoll. Von der Neurochirurgie, über Urologie bis hin zur Orthopädie, aber auch die Gynäkologie bieten interessante Einblicke in das Spektrum des chirurgisch Möglichen. In der Gynäkologie lernen Sie den routinemäßigen Einsatz der Laparoskopie kennen und assistieren bei der Sectio. Die Orthopädie lässt Sie zusätzlich Erfahrungen bei der Arthroskopie sammeln und ermöglicht Ihnen oft unfallchirurgische Einsätze. Hier lernen Sie auch noch einmal die exakte Untersuchung der Gelenke und der Wirbelsäule inklusive aller Meniskustests. Fähigkeiten, die Ihnen auch bei überwiegend bauchchirurgischer Tätigkeit im Notdienst nützlich sein werden.

! Die Karrieretipps konkret:

1. Überlegen Sie sich genau, in welchem Wahlfach Sie noch was für Ihr Wunschfach hinzulernen können.
2. Wenn Sie anschließend in der Inneren arbeiten wollen, machen Sie Ihr 3. Tertial in der Neurologie, Pädiatrie, Psychiatrie oder Radiologie.
3. Als zukünftiger Chirurg wählen Sie ein anderes chirurgisches Fach, das Ihrer Spezialität am nächsten kommt (z.B. Orthopädie bei Ziel Traumatologie, oder Urologie/Gynäkologie bei Ziel Bauchchirurgie, oder Kieferchirurgie bei Ziel plastische Chirurgie).

7.4 Was muss man im PJ lernen?
Setzen Sie sich auch jetzt konkrete Ziele.

Auch wenn die Freude über das bestandene Examen groß ist und Ihnen die Lernerei zum Halse raushängt, sollten Sie sich für das PJ ganz konkrete Lernziele vornehmen. Sie haben ja gesehen, dass sich bei Ihrer bisherigen Lernleistung klare Zielvorgaben rentiert haben. Eine Hürde zu meistern, wird auch in Zukunft immer bedeuten, sich anschließend der nächst größeren Hürde zuzuwenden.

Abgesehen davon ist das PJ ja eine willkommene Abwechslung. Sie werden auf einmal als Teil des Teams ernst genommen, und man wird versuchen, Ihnen so schnell wie möglich bestimmte Aufgaben auf Station zu übertragen. Damit Sie auch hier Enttäuschungen vermeiden, machen Sie sich Folgendes bewusst. PJler wechseln auf den Stationen sehr rasch. Es ist keinem Stationsarzt übel zu nehmen, dass er nicht permanent das Bedürfnis verspürt, jedem Neuling in den 3 Monaten das gesamte Fachgebiet nahe zu bringen. Wenn Sie keine Eigeninitiative ergreifen, werden Sie für Hol- und Bringdienste verheizt. Also: Nehmen Sie sich für sich selbst konkrete Lernziele vor und geben Sie sich allseits interessiert. Schieben Sie sich bei Chefvisiten vor, übernehmen Sie bisweilen lästige Aufgaben freiwillig, und verlangen Sie dafür als Gegenleistung Sachen, die Sie persönlich interessieren (Deals machen).

Zu Beginn eines neuen PJ-Tertials werden Sie die neuen Kollegen immer fragen, welches Fach Sie anstreben Sagen Sie im Chirurgie-PJ, dass Sie Chirurg werden wollen. Sagen Sie im Innere-PJ, dass Sie Internist werden wollen. Automatisch wird man Ihnen so

7

mehr zutrauen, zumuten und mehr von Ihnen verlangen. Das ist in jedem Fall für Sie nur von Vorteil. Begehen Sie nicht den Fehler, Ihren Betreuern bereits am Anfang zu sagen, dass Sie sich für ihr Fach eigentlich gar nicht interessieren. Wer wollte Ihnen dann noch andere Aufgaben als nur Hiwi-Jobs geben?

▨ Lernziele.

Während des PJ müssen Sie nicht die ganze Medizin lernen. Das haben Sie bereits theoretisch gemacht. Sie müssen auch nicht bei allen Operationen assistiert haben. Das Wichtigste, was Sie im PJ lernen müssen ist, wie eine Station funktioniert. Orientieren Sie sich an dem Aufgabenprofil des Stations-AiP oder Stationsarztes. Nach dem PJ (und das dauert nicht mehr lange) werden Sie deren Aufgaben selber übernehmen müssen.

- Lernen Sie, wie der Stationsarzt die Aufnahmen und Entlassungen koordiniert, so dass die Station immer voll belegt ist.
- Lernen Sie, wie er seine Mitarbeiter und notwendige Untersuchungen einsetzt, damit am ersten Tag die richtige Diagnose gestellt, eine Problemliste formuliert und das Procedere für die nächsten Tage geplant wird.
- Lernen Sie, wie man Untersuchungen plant, so dass der Patient an jedem Tag 1–2 Untersuchungen hat und nicht 3 Tage keine, aber dann 5 auf einmal.
- Beobachten Sie, wie Ihre Betreuer mit Ober- und Chefärzten umgehen, wie sie sich Rat holen, wenn sie nicht weiter wissen, und welche Informationsquellen Sie sonst noch anzapfen können.
- Im PJ müssen Sie nicht alle Medikamente richtig einsetzen lernen. Dafür haben Sie noch viele Jahre der Facharztausbildung Zeit, aber perfektionieren Sie Ihre praktischen Fähigkeiten. Legen Sie so viele venöse Verweilkanülen wie möglich, damit Ihre Trefferquote von 20 auf 100 % steigt. Versuchen Sie am Ende auch bei Patients ohne Venen noch eine dicke Nadel rein zu bekommen, damit Sie, später wenn andere den Arm schon verstochen haben, immer noch eine setzen können.
- Verbessern Sie Ihre Anamnese- und Untersuchungstechniken und bestehen Sie auf Nachkontrolle. Ihr Handwerkszeug müssen Sie am Ende des PJ perfekt beherrschen. Anschließend wird Sie niemand mehr kontrollieren, sondern die Studenten kommen zu Ihnen, um es sich zeigen zu lassen. Versuchen Sie eine komplette Anamnese inklusive aller wichtigen Untersuchungen in 20 Minuten abzuschließen. Verbessern Sie Ihre Fähigkeiten der Anamnese und Untersuchung von Patienten, mit denen Sie wegen Bewusstlosigkeit, Behinderung oder Sprachproblemen nicht kommunizieren können.

- Bestehen Sie darauf, dass Sie nicht nur zum Anamnese-Machen (Zettelausfüllen) eingesetzt werden. Betreuen Sie Patienten von Anfang bis Ende. Nehmen Sie sich 1, 2 oder mehrerer Patienten an und übernehmen Sie unter Aufsicht die komplette Betreuung. Sie füllen alle Zettel aus, Sie telefonieren den Resultaten hinterher, Sie stellen die Patienten dem Oberarzt vor und Sie schreiben bei der Entlassung auch den Arztbrief. Wenn Sie das jetzt nicht lernen, werden Sie zu Beginn des AiP schwach aussehen. Niemand wird Ihnen dann noch das Arztbriefe-Diktieren beibringen. Machen Sie es bereits im PJ freiwillig.
- Bemühen Sie sich, allen Untersuchungen, die Sie für Patienten anmelden, selber einmal mit beizuwohnen. Gehen Sie mit ins CT, ins NMR, zur Angio, zur Kolo, zur Laparoskopie. Reichen Sie Ihrem Stationsarzt beim Punktieren zu, und bitten Sie Ihn beim 3. Mal, selber Aszites, Pleura oder lumbal punktieren zu dürfen. Das gilt insbesondere in den Fächern, die Sie später nicht weiter betreiben wollen. Es kann von großem Vorteil sein, wenn Sie als Internist auch ein Knie, Handgelenk oder lumbal punktieren können. Ein Gynäkologe sollte z.B. das Harnsediment beurteilen können. Gehen Sie deshalb auch auf andere Stationen, wenn Sie hören, dass dort wichtige Untersuchungen laufen. Halten Sie Kontakt zu den PJlern anderer Stationen, und lassen Sie sich zu interessanten Patienten mitnehmen.
- Insbesondere in Ihrem Wunschfach sollten Sie sich in den Vordergrund schieben. Lassen Sie sich bei der Stationsverteilung für die Privatstation einteilen. Schlauer ist, schon vorher Entsprechendes mit dem PJ-Beauftragten zu vereinbaren. Auf der Privatstation erhalten Sie wahrscheinlich das beste Teaching und Sie haben mehr Gelegenheit zu zeigen, was Sie können.
- Ein PJ-Zeugnis von Chefarzt persönlich wird Ihnen mehr bei Bewerbungen nützen als von irgendeinem Stationsoberarzt. Schlagen Sie Ihrem Stationsarzt vor, Patienten bei der Chefvisite selber vorzustellen, in der Röntgenbesprechung selber anzusagen. Haben Sie zu Ihren Patienten immer *alle* Informationen parat. Kurzum: Zeigen Sie, dass Sie bereits im PJ genauso gut sind wie der Stations-AiP.

So werden Sie in kurzer Zeit vom lästigen „Frage-PJler" zu einem geschätzten Stationsmitarbeiter. Überraschen Sie Ihre Betreuer mit Leistungen, die man nicht von Ihnen erwartet hat.

! Die Karrieretipps konkret:
1. Nehmen Sie sich auch für jedes einzelne PJ-Tertial konkrete Lernziele vor.
2. Versuchen Sie zumindest in Ihrem Zielfach, wegen des wahrscheinlich besseren Teachings, auf der Privatstation eingeteilt zu werden.

3. Geben Sie immer vor, genau das aktuelle Fach langfristig anzustreben. So werden Sie maximal unterstützt.
4. Versuchen Sie, in Kürze alle Funktionen zu verstehen und auszufüllen, die auch Ihr Stations-AiP inne hat. Werden Sie zum gleichberechtigten Mitarbeiter.
5. Übernehmen Sie zusätzlich klaglos typische PJ-Aufgaben wie Artikel kopieren, Röntgenbilder holen …, aber machen Sie dafür einen Deal (nächste Pleurapunktion gehört mir).
6. Verstehen Sie den Ablauf und die Aufgabenverteilung einer Krankenstation. Beobachten Sie, wo sich Ihr Stationsarzt Informationen verschafft, wenn er selber etwas nicht weiß.
7. Perfektionieren und rationalisieren Sie Ihre Anamnese- und Untersuchungstechnik. Bestehen Sie auf Kontrolle.
8. Betreuen Sie einige Patienten von der Aufnahme bis zum Entlassungsbrief. Seien Sie bei diesen Patienten immer der 1. Ansprechpartner. Stellen Sie diese Patienten selbstständig auf Visiten und in Konferenzen vor.
9. Legen Sie so viele und so dicke Nadeln wie möglich. Lernen Sie, Blutkonserven und Chemotherapien anzuhängen. Bemühen Sie sich, möglichst viele Punktionen von Pleura, Aszites, Gelenken etc. unter Aufsicht durchführen zu können.
10. Versuchen Sie bei jeder Untersuchung, die Sie für Patienten angemeldet haben, selber einmal mit dabei zu sein.

7.5 Zeugnisse über PJ-Tertiale.
Schreiben Sie sich Ihre Empfehlung selbst.

Ein ausgezeichnetes PJ-Zeugnis kann Ihre Bewerbung sehr stark unterstützen, da es Ihrem zukünftigen Chef mehr Informationen über Ihre klinische Einsetzbarkeit gibt, als die Examensnoten. Verlangen Sie daher am Ende eines jeden PJ-Tertials ein Zeugnis von Ihrem Stationsoberarzt. Wenn Sie einfach nur hingehen und nachfragen, werden Sie bestenfalls das Computerzeugnis erhalten, das alle bekommen. Besprechen Sie zunächst mit Ihrem Stationsarzt, ob er mit Ihnen ein Zeugnis ausarbeiten würde. Wenn er zustimmt, schreiben Sie sich zunächst ein eigenes Zeugnis. Er wird damit einverstanden sein, da er sich so die Arbeit spart und Ihre Version nur noch korrigieren muss. Dieses Vorgehen ist in vielen Bereichen absolut üblich. Nehmen Sie sich ein ausgezeichnetes Zeugnis eines älteren Bekannten als Beispiel. Erwähnen Sie alle besonderen Fähigkeiten, die Sie erworben haben (40-mal lumbal punktiert, Knochenmark punktiert, Appendix operiert …). Beschreiben Sie Ihre außergewöhnliche Literaturkenntnis, Ihre

Fähigkeit, schnell Entscheidungen zu treffen, Ihre Zuverlässigkeit, die Beliebtheit bei Personal und Patienten und Ihr beispielloses Engagement. Lassen Sie am Ende nicht aus, dass man Sie für ausgesprochen belastbar hält und Sie daher uneingeschränkt für die Tätigkeit als … geeignet sind. Erwähnen Sie im letzten Satz, dass es dem Unterzeichner Leid tut, Sie zu verlieren, und dass man Ihnen für Ihren weiteren Berufsweg alles Gute wünscht.

Gehen Sie diesen Brief mit Ihrem Stationsarzt durch und lassen Sie Ihn die Passagen streichen, die er aufgrund seiner Einschätzung nicht mittragen möchte. Lassen Sie ihn den Brief dann vom Oberarzt oder Chefarzt unterschreiben. Dieser wird sicher rückfragen, ob Sie denn wirklich so perfekt waren. Also, bemühen Sie sich bereits während des PJ, so ausgezeichnet zu sein, wie es in Ihrem Zeugnis später stehen soll.

! Die Karrieretipps konkret:
1. Seien Sie während des PJ mindestens so engagiert, wie es hinterher in Ihrem Zeugnis belobigt werden soll. Erwerben Sie viele Spezialkenntnisse, die in einem Zeugnis als außergewöhnlich hervorgehoben werden können.
2. Verlangen Sie am Ende eines jeden PJ-Tertials ein Zeugnis.
3. Legen Sie Ihrem Stationarzt eine selbst verfasste Version des Zeugnisses über sich vor, und gehen Sie die Punkte mit ihm durch. Bitten Sie Ihn, den Stationsoberarzt oder den Chefarzt zur Unterschrift zu veranlassen.

7

8 Die AiP-Bewerbung

8.1 Wann und wo bewerben?
Pflichtübung, gezielt oder überall hin – was haben Sie erreicht?

Der beste Zeitpunkt für eine AiP-Stellenbewerbung kann natürlich ganz unterschiedlich sein. Insgesamt lebt es sich für Chefarzt und Bewerber jedoch angenehmer, wenn der erste Kontakt und die Auswahl längere Zeit vor dem Einstellungstermin liegen. AiP-Stellen sind sowieso alle 18 Monate wieder zu besetzen, weswegen Chefärzte Ihren Bedarf langfristig genau einschätzen können. Außerdem möchte sich ein Chef aus einer Vielzahl von Bewerbern den geeignetsten aussuchen, also die Rosinen herauspicken. Auch als Bewerber möchten Sie sich vielleicht erst mehrere Häuser anschauen, bevor Sie sich für Ihre Stelle entscheiden. Haben Sie eine Stellenzusage schon frühzeitig in der Tasche, sehen Sie dem III. Staatsexamen weitaus entspannter entgegen, da Sie jetzt nicht mehr unter absolutem Erfolgszwang stehen. Der früheste sinnvolle Bewerbungstermin liegt nach Abschluss des 1. PJ-Tertials. Aus diesem Grund sollten Sie auch Ihr Zielfach in jedem Fall für das 1. Tertial einplanen. Hauptsache, Sie haben ein ausgezeichnetes Zeugnis über dieses Tertial in der Tasche.

Wenn Sie sich in der gleichen Einrichtung bewerben wollen, in der Sie PJ gemacht haben, dann nutzen Sie Ihren letzten Tag, um sich beim Chef persönlich zu verabschieden, Ihm zu danken und Ihr heftiges Interesse an der nächsten frei werdenden AiP-Stelle zu bekunden. Möglicherweise erübrigt sich dann ein weiteres Bewerbungsgespräch, denn man kennt Sie ja bereits. Ähnlich kann es (und verdammt oft läuft es eben so) über Ihren Doktorvater bereits lange im Vorfeld eine derartige Absprache geben. Falls Sie auf diese Weise schon Zuversicht signalisiert bekommen, wird man Sie dennoch um Abgabe Ihrer schriftlichen Bewerbung bitten. Ein reine Pflichtübung für Sie, denn die Entscheidung wird meist davon nicht mehr abhängen. Nun brauchen Sie in einem solchen Fall nicht traurig zu sein, dass Sie mit persönlichen Kontakten mehr erreicht haben als mit sturer Büffelei. Zum einen haben Sie ja nur wegen Ihrer guten Vorbildung so einen überzeugenden Eindruck hinterlassen und zum anderen könnten echte Abgründe in Ihren Unterlagen den zukünftigen Chef doch noch von seinem schnellen Versprechen abbringen. Allerdings gelingt es nicht allen Ärzten, sich auf diese Weise ihre Stelle zu besorgen. Die meisten sind doch noch auf die übliche Bewerbungstour angewiesen. Aber auch für Leute mit sicheren Stellen kann es attraktiv sein, durch ein paar Vorstellungsgespräche noch andere Einrichtungen kennenzulernen, die Gesprächssituation zu üben und für sich selbst Antworten auf die immer wiederkehrenden Fragen zu finden. Man erhält auch einen Eindruck vom eigenen Marktwert, wenn man selbst ohne ernste Absichten ein paar Vorstellungen absolviert.

In jedem Fall sollte die Bewerbung gezielt sein. Das bedeutet, dass Sie selber wissen müssen, was Sie wollen, und sich nur in einem einzigen Fach bewerben. Sie können kaum aus Ihren bisherigen Leistungen heraus überzeugende Bewerbungsbriefe für mehrere Fächer schreiben. Wer sich blind in ganz Deutschland in 3 verschiedenen Fächern bewirbt, hat kaum eine Chance auf eine vernünftige Stelle. Unsicherheit über die persönlichen Ziele wird von Chefärzten sofort erkannt und führt in der Regel zur Absage. Das ganze Gespräch dreht sich ja im Wesentlichen um dieses Thema. Sie können also mit einer blind und weit gestreuten Bewerbung allenfalls eine Stelle erhalten, die wegen der Arbeitsbedingungen sonst keiner will, oder bei der es keine günstigen Entwicklungsmöglichkeiten gibt. Als AiP in einer Belegarztklinik anderen niedergelassenen Fachärzten die lästige Routine und Nachtdienste abzunehmen hat selten was mit Facharztausbildung zu tun. Hier werden Sie nach 18 Monaten garantiert wieder entlassen, da ein Vollassistent im Budgetplan nicht vorgesehen ist. Anschließend dürfte es schwer sein, noch eine Weiterbildungsstelle an einer Klinik zu bekommen, was so manche Zukunftsillusion zerplatzen lässt. Versuchen Sie stattdessen, selbst wenn Sie nicht, wie in diesem Buch nahegelegt, Ihr Berufsziel schon lange sorgfältig vorbereitet haben, Ihrem Lebenslauf irgendetwas Plausibles abzugewinnen, das Ihre *gezielte* Bewerbung überzeugend macht. Nutzen Sie Beziehungen, wenn Sie welche haben.

! Die Karrieretipps konkret:
1. Bewerben Sie sich nach dem 1. PJ-Tertial, wenn Sie Ihr Wunschfach bereits absolvieren konnten.
2. Nutzen Sie die Kontakte, die Sie im PJ oder bei der Promotion erworben haben.
3. Bewerben Sie sich nur gezielt in einem Fach, in dem Sie aus Ihrer Biographie Vorleistungen glaubhaft machen können („die …ie hat mich schon immer interessiert" macht keinen Chefarzt an).
4. Blindbewerbungen führen in der Regel zu Absagen bzw. zu Angeboten, die Ihnen kaum eine langfristige Perspektive bieten können oder das Spektrum der Möglichkeiten schnell drastisch einschränken.

8.2 Beziehungen nutzen.
Haben Sie Ihre Hausaufgaben gemacht?

Wie bereits erwähnt, sind Sie allein dafür zuständig, dass Sie am Ende des Studiums bereits über ein tragfähiges Beziehungsnetz verfügen. Niemand muss mit allen Chefs der Branche per Du sein, dennoch gibt es auch für Studenten Möglichkeiten, nicht als Unbekannter seine Bewerbung zu platzieren. Der ideale Einstieg bietet sich an Kliniken, wo man Sie bereits kennt. Frische Eindrücke können Sie während des PJs oder bei den letzten Famulaturen vor dem Examen hinterlassen. Haben Sie den Kontakt zu Betreuern und Oberbetreuern gehalten? Sind Sie mal wieder dort vorbeigegangen, und haben erzählt, wie sehr Sie das außergewöhnlich gute Teaching in den anderen PJ-Tertialen vermisst haben? Am einfachsten ist es, in den weiteren PJ-Tertialen hin und wieder mal anzurufen, um sich wegen eines Patienten einen „Expertenrat" zu holen. Haben Sie mit Ihrem Stationsarzt und Oberarzt den interessanten Fall so nebenbei als Fallbericht für eine kleine Publikation zusammengeschrieben? Nein? Warum nicht? Auch wird es Ihre ehemaligen Betreuer freuen zu hören, dass Sie dank der Motivation aus dieser Zeit dieses Fach im Examen mit Bravour bestanden haben. Kleinigkeiten, die aber dazu beitragen, dass man Sie nicht nach 2 Wochen vergisst, als wären Sie niemals dagewesen. Das hat nichts mit „sich nach oben schlafen" zu tun, sondern berücksichtigt eher das Bedürfnis derer, die Ihnen ein paar Jahre voraus sind, nach persönlicher Anerkennung, Freundlichkeit und Gönnertum. Natürlich werden derartige Versuche nicht bei jedermann auf fruchtbaren Boden stoßen. Aber gepaart mit der nötigen Portion Selbstbewusstsein, dass man Sie auf Ihrem Weg nur unterstützen, aber nicht aufhalten kann („Wenn Sie dann auch noch anrufen, kann gar nichts mehr schief gehen"), wird Ihre Bitte um Unterstützung bei der Stellenbeschaffung nicht zur schleimig-winselnden Arschkriecherei („Ach bitte, so helfen Sie mir doch …, ich schaffe das nicht allein.").

Wenn Sie ein auswärtiges Vorstellungsgespräch haben, lassen Sie Ihren Ober-(Chef-)arzt für Sie einen Tag vorher dort anrufen, um Sie persönlich zu empfehlen. Auf keinen Fall jedoch sollten Sie selbst im Anschreiben oder im Gespräch die Fürsprache anderer direkt erwähnen. Deuten Sie allenfalls an, dass dieser oder jener Ihnen dringend empfohlen hat, die Ausbildung hier und nirgendwo anders zu beginnen, wenn man es in dem Fach wirklich weit bringen will. Bedenken Sie jedoch: Es ist besser ein Großkaliber einzusetzen als viele kleine. Wird Ihr zukünftiger Chef auf einmal von allen Seiten genötigt, sich Sie genau anzuschauen, fühlt er sich möglicherweise bedrängt und genervt von so viel Einflussnahme.

Und noch ein x-tes Mal: Das unschlagbarste Argument, Ihnen Ihre Traumstelle zu geben ist, dass Sie bereits ein unersetzbarer Bestandteil des (Forschungs-) Teams geworden sind, auf das man nicht mehr verzichten kann.

! Die Karrieretipps konkret:

1. Wenn Sie inzwischen verwertbare Kontakte aufgebaut haben, so versuchen Sie, sie zur Unterstützung Ihrer Bewerbung zu mobilisieren.
2. Betteln Sie nicht um Hilfe, sondern bitten Sie selbstbewusst um einen „Türöffner" und signalisieren Sie, dass Sie alles Weitere schon aus eigener Kraft schaffen werden.
3. Ein kurzer Anruf zu rechten Zeit bringt zugewandte Freundlichkeit.
4. Lassen Sie nicht zu, dass Ihr zukünftiger Chef mit Empfehlungen aus jeder Ecke belästigt wird.
5. Beten Sie, dass nicht ein Schlauerer die Stelle bekommt, weil er bereits ein unersetzbarer Bestandteil des Teams geworden ist, lange bevor Sie auftauchten.

8.3 Die Form.

Selbst wenn die Leistung: hui *!; die Form: auf keinen Fall* pfui *!*

Selbst wenn Sie sich selber für genial halten und auch Ihre Noten ähnliches widerspiegeln, können Sie sich keine dahingepfuschte Bewerbungsmappe leisten. Geniale Chaoten sind in der Regel in Arbeitsteams eher unerwünscht. Hier werden zu allererst zuverlässige Mitarbeiter gesucht, die die Arbeit so erledigen, wie es schon immer gemacht wurde. Die Form Ihrer Bewerbung zeigt dem zukünftigen Arbeitgeber, welche Art von Sorgfalt, Respekt, Einfühlungsvermögen und Perfektion er von Ihnen erwarten kann. Halten Sie sich also an die üblichen Spielregeln. Wie bei der Kleidung für Prüfungen und Vorstellungsgespräche schwankt natürlich auch bei schriftlichen Bewerbungen das individuelle Spektrum von klassisch-bieder (Konfirmationsanzug = Papphefter mit Folieninlays und handgeschrieben) bis hin zu oberindividuell durchgestyled (auftoupiert-geschminkt-Minirock = Wasserzeichenpapier mit Familienwappen im Druckbriefkopf plus Ledermappe). Bleiben Sie auf dem Boden. Versuchen Sie die kompli-

zierte Balance aus üblichem Standard mit dem gewissen Hauch
interessant wirkender Individualität, die bei jedem gut ankommt.
Wer einen Anzug von diesem oder letzten Jahr mit neuen Schuhen
oder ein modisch-dezentes Kleid trägt, sollte auch mit einer sorgfältig sortierten, nicht-ganz-billigen-aber-doch-im-Kaufhaus-
erworbenen Bewerbungsmappe auftreten. Zu den wesentlichen
Bestandteilen einer schriftlichen Bewerbung jetzt die wichtigsten
Punkte:

Bewerbungsmappe.

Besorgen Sie sich elegante Kunststoffordner, bei denen die Blätter
seitlich durch eine Klemme oder einen Klemmhebel befestigt
sind. Auf keinen Fall die Blätter lochen. Auf keinen Fall Schulhefter
mit durchsichtigem Deckblatt verwenden. Ihre Bewerbung ist
keine Kladde. Die Deckel sollten steif sein, damit die eingelegten
Blätter nicht zerknicken oder Eselsohren entstehen. Bei der Farb-
auswahl wählen Sie optimistische oder neutrale Farben wie
Weiß, Gelb, Beige, Grau. Vermeiden Sie Orange, Schwarz, Rot oder
Pastellfarben.

Papier.

Wenn Sie einfaches Kopierpapier vermeiden wollen, wählen Sie
andere Papiere sorgfältig aus. Hier können Sie Stil beweisen, indem Sie ein hochwertiges Papier verwenden, ohne gleich in die
Extreme wie Wasserzeichenpapier, grobfaseriges Stoffpapier oder
Buntpapier zu verfallen. In einem Fachgeschäft kann man Ihnen
sicher eine größere Auswahl von feinsten Papieren zeigen, die sich
nur auf subtile Art von dem üblichen Kopierpapier unterscheiden.
Dezente, nur gering von Weiß abweichende Farbtöne können,
wenn zur Mappe passend, schon gleich ein aufmerksam gestalte-
tes, aber noch respektvolles Medium schaffen.

Deckblatt.

Beim Aufblättern sollte der Betrachter zunächst wie bei einem
Buch durch ein Deckblatt auf den „Titel" Ihres Werks aufmerksam
gemacht werden. Dies könnte z.B. lauten: „Bewerbung um eine
Stelle als Arzt im Praktikum, vorgelegt von cand. med. Fritz Brau-
se, Berlin". Zentrieren Sie den Text mittig im oberen goldenen
Schnitt ($^3/_5$ der Blattlänge). Bitte keine Seitenzahlen einfügen.

Anschreiben.

Das Anschreiben ist gewissermaßen die eigentliche Bewerbung.
Sie ist in Briefform abzufassen und an den zuständigen Chefarzt
zu richten. Das Schreiben ist heutzutage an einem Computer zu
erstellen und mit einem Laserdrucker auszudrucken. Wählen Sie

Schriftgröße 12, Schriftart Times Roman. Andere Schriftbilder sind möglich, evtl. sogar originell, aber müssen sehr vorsichtig ausgewählt werden.

Oben links steht Ihr Briefkopf. Wenn Ihre Bewerbung entgegen der Empfehlung zu lang wird, kann der Briefkopf auch einzeilig in der Kopfzeile stehen. Es folgt die Anschrift des Chefarztes. Hier muss alles bis auf den letzten Punkt und den 2. Vornamen stimmen. Hiermit demonstrieren Sie, dass Sie ernsthaftes Interesse an der Einrichtung haben. Adressieren Sie „An den Direktor der Klinik …", landet Ihr Schreiben als Blindbewerbung wahrscheinlich gleich in der untersten Schublade. Wie kommt man also an die korrekte Anschrift? Bestellen Sie per Post oder E-mail einen Sonderdruck einer neueren Publikation des Chefs. Sie werden einen Umschlag mit Absenderstempel erhalten. Rufen Sie als Paul Pumpel im Sekretariat an und fragen Sie direkt wegen einer Bewerbung nach der korrekten Anschrift. Sagen Sie jetzt bloß nicht Ihren wirklichen Namen! Besorgen Sie sich ein Formular oder ein Schreiben aus der Klinik, auf dem der korrekte Briefkopf steht. Zentrieren Sie die Anschrift so, dass die Adresse beim zweimaligen Querfalten des Briefs direkt in das Umschlagsfenster fallen würde. Weiter unten folgt „Leipzig, den …". 2 Zeilen später „Sehr geehrter Herr Professor Dr. Müller,". Die Initialen der Vornamen fallen in der Anrede ebenso weg, wie die vielen Ehrendoktortitel (Dr. Dr. h.c. mult.).

Der erste, mit kleinem Anfangsbuchstaben beginnende Satz darf mit jedem Wort, nur nicht mit „ich" beginnen. Der erste Satz könnte z.B. lauten: „hiermit bewerbe ich mich um eine Stelle als Arzt im Praktikum an Ihrer Klinik." Absatz.

Es folgt die kurze Einführung „Im September 2001 werde ich nach 12 Semestern das Medizinstudium mit dem III. Staatsexamen abschließen." Jetzt haben Sie Platz für 3–5 Sätze, in denen Sie aus Ihrer Biographie heraus Ihre *gezielte* Bewerbung an dieser Klinik begründen müssen. Brüten Sie ruhig über jeden Satz mehrere Tage nach. Es ist nicht einfach. Machen Sie sich eine Liste der Argumente, die Ihren Chef beeindrucken könnten. Ihre Noten sind keine Argumente, die in das Anschreiben gehören. Sie müssen in den wenigen kurzen Sätzen (im Gegensatz zu diesem Buch nicht mehr als einen Nebensatz) Ihre Powerargumente in höflicher Form präsentieren.

Hier ein Beispiel: „Bereits in der Vorklinik konnte ich bei Professor XY erste Erfahrungen im Umgang mit experimentellen Osteosyntheseverfahren sammeln. Neben meiner Promotion in dieser Arbeitsgruppe zum Thema der endoprothetischen Versorgung von Oberschenkelfrakturen beim Schwein hatte ich auch Gelegenheit, die Nachsorge unfallchirurgischer Operationen mit Hilfe der Weichteilsonographie bei Herrn Professor YZ, Majo Klinik, Rochester, zu erlernen. Nach dem Examen möchte ich, auf einer soliden unfallchirurgischen Ausbildung aufbauend, wissenschaftlich an der Weiterentwicklung endoprothetischer Verfahren weiterarbeiten. Sowohl Professor XY als auch Professor YZ haben mir hierzu dringend empfohlen, mich um Ihre persönliche Unterstützung zu bemühen." Es folgt der übliche Satz: „Gerne würde ich die Gelegenheit nutzen, mich bei Ihnen persönlich vorzustellen. Mit freundlichen Grüßen …".

Nicht fehlen darf die Anlage unten links in kleinerer Schriftgröße (z.B. 10). Hier listen Sie die folgenden Blätter auf: Lebenslauf, Empfehlungsschreiben (von den Professoren XY und YZ, PJ- und Famulaturzeugnisse, Prüfungszeugnisse (II. Staatsexamen, Physikum, Abitur). Ausländer sollten evtl. den Beleg Ihrer Einbürgerung oder sonstigen Aufenthaltserlaubnis beifügen. Alle sonstigen Belege wie Geburtsbescheinigung, Studienbuch, Ehevertrag oder Immatrikulationsbescheinigung sind unnötig. In jedem Fall darf das Anschreiben nicht mehr als 1 Seite ausmachen.

▦ Lebenslauf.

Das 3. Blatt der Bewerbung ist der tabellarische Lebenslauf. Er ist heutzutage nicht mehr wie früher manchmal erwünscht handschriftlich zu verfassen. Als Überschrift schreiben Sie „Lebenslauf". Dann unterteilen Sie Ihr Leben in die Absätze Persönliche Daten, Schulausbildung, Wehr- oder Zivildienst, Studium und Promotion, die ohne Überschriften durch Leerzeilen voneinander abgetrennt werden. Bei den persönlichen Daten interessieren nur Name, Geburtstag mit Ort, Eltern und Beruf der Eltern, gegebenenfalls noch Ehepartner und Anzahl der Kinder. In der Rubrik Schulausbildung erwähnen Sie nur die Volksschule/Orientierungsstufe und das Gymnasium, Abitur 1995 Note: … Fertig. Ihre Leistungskurse will jetzt wirklich keiner mehr wissen. Beim Studium unterteilen Sie in Vorklinik Uni …, Physikum 1997 Note: … Klinik Uni …, II. Staatsexamen 1999 Note … Fertig. Hier können Sie Ihre Famulaturen, Forschungsaufenthalte oder Kongressbesuche aufzählen (was?, wo?, bei wem?). Bitte unterlassen Sie die Angabe von Hobbys. Chefs schätzen eher, wenn man keine Hobbys neben dem Beruf hat. Wer will schon wirklich wissen, dass Sie gerne reisen, fotografieren und Taek-Wan-Do ausüben? Dagegen ist die eigenhändige Unterschrift unter dem Lebenslauf notwendig.

8

■ **Foto.**

An das Lebenslaufblatt heften Sie oben rechts Ihr Porträtfoto. Dieses Foto ist von großer Bedeutung, wenn Sie derjenige, der die Mappe in die Hände bekommt, noch nicht persönlich kennt. Leisten Sie sich in jedem Fall ein Studiofoto bei einem Fachfotografen, selbst wenn es ein paar Mark mehr kostet. Das investierte Geld ist nichts im Vergleich zu Ihren Mindereinkünften bei einigen Monaten Arbeitslosigkeit. Wählen Sie Ihren Aufzug für die Bilder ebenso, wie Sie gedenken, sich beim Vorstellungsgespräch zu kleiden. Ihr Gesichtsausdruck auf dem Bild wird dem Betrachter Ihre innere Einstellung vermitteln. Blicken Sie nicht zu sanft entspannt dem Vögelchen entgegen. Schauen Sie irgendwie selbstbewusst-sicher, aber freundlich-optimistisch dem Betrachter offen-zugewandt. Der Ansatz eines freundlichen Lächelns wird vermitteln, dass Sie ein angenehmer Mitarbeiter sein werden. Auch gering mehr als üblich geöffnete Augen können Offenheit vermitteln. Die Zeit der wuchtigen Brillengestelle ist lange vorbei. Falls man dennoch Ihr Gesicht hinter der Brille kaum noch erkennen kann, lassen Sie sich ohne Brille fotografieren. Rollkragenpullover sind ebenso deplatziert, wie ein dominierendes Dekolletee, großformatiger Modeschmuck oder Schminkextreme.

■ **Veröffentlichungen.**

Wer Veröffentlichungen vorweisen kann, sollte Sie unbedingt in seiner Bewerbung auch erwähnen. Hierzu fügen Sie direkt hinter dem Lebenslauf ein Blatt ein. Als Veröffentlichungen zählen wissenschaftliche Publikationen im Rahmen Ihrer Doktorarbeit, Posterpräsentationen auf Fachkongressen oder in Sonderbänden veröffentlichte Abstracts Ihrer Arbeiten. Fragen Sie Ihren Doktorvater nach den Abstracts und Papers, auf denen Sie erwähnt sind und lassen Sie sich die korrekte Zitierweise geben, wie Sie es aus der Literatur kennen. Legen Sie einen Sonderdruck von Publikationen bei, wenn es bereits welche gibt. Abstracts können Sie aus dem Abstractband herauskopieren, vergrößern und zentriert als Einzelblatt mit einlegen. Durch den Nachweis von wissenschaftlichen Leistungen während des Studiums erhält der Leser einen viel persönlicheren Eindruck von Ihnen. Durch diese Eigenleistungen unterscheidet sich Ihre Bewerbung am stärksten von allen anderen.

8

■ **Empfehlungsschreiben.**

Fügen Sie Zeugnisse in Kopie nur ein, wenn Gutes über Sie drinnen steht. Bei Zeugnissen geht es aber nicht nur darum, was drinnen steht, sondern auch, was nicht erwähnt ist. Die Anzahl der Zeugnisse sollte 3 nicht überschreiten. Höchste Priorität haben Zeugnisse von Leuten, die Ihren zukünftigen Chef am ehesten beeindrucken. Das können geschätzte Kollegen oder erbitterte Konkurrenten sein. Wenn Sie nur Zeugnisse von Leuten haben, die Ihr Chef nicht kennt, dann wählen Sie nach dem Kriterium „Bestes und ausführlichstes Zeugnis" bzw. nach Rangfolge „Promotion > PJ-Tertial im angestrebten Fach > andere PJ-Tertiale > Famulaturen" aus. In jedem Fall sollten Sie aber ein aussagekräftiges Zeugnis von einem Chefarzt in Ihrem Zielfach vorweisen können.

▨ Zeugnisse.

Legen Sie in Kopie Ihre Prüfungszeugnisse in folgender Reihenfolge bei: II. Staatsexamen, I. Staatsexamen, Physikum, Abitur. Noch eine Bemerkung zu den Kopien: Sie benötigen für Bewerbungen keine beglaubigten Kopien. Achten Sie aber darauf, dass die Kopien einwandfrei ohne Kopiererartefakte wie schwarze Ränder vorliegen. Das Papier muss mit dem des Anschreibens und des Lebenslaufs übereinstimmen.

Alles zusammen stecken Sie nun in einen DIN-A4-Umschlag mit einseitigem Pappboden, damit nicht Post und Briefbote Ihr Werk doch noch mit Eselsohren versehen. Wenn Sie Ihre Unterlagen in jedem Fall zurück haben wollen, fügen Sie einen frankierten Rückumschlag mit bei. Wegen der hohen Portokosten werden inzwischen viele teure Mappen inklusive Foto bei Ablehnung nicht mehr zurückgeschickt. Übrigens: Bewahren Sie die Quittungen für alle Unkosten (Fahrt zur Post, 100 × 3,– DM Porto, Mappen, Papier …) gut auf. Sie können sie nächstes Jahr von der Ihr AiP-Gehalt dezimierenden Lohnsteuer absetzen.

! Die Karrieretipps konkret:
1. Geben Sie sich bei der Ausarbeitung Ihrer Bewerbungen besonders viel Mühe. Die anderen tun es auch. Aber halten Sie sich an die üblichen Spielregeln.
2. Wählen Sie eine feste Kunststoffmappe, in die Blätter eingeklemmt werden können. Suchen Sie ein dezentes, aber hochwertiges Papier aus.
3. Schreiben Sie Anschreiben und Lebenslauf auf einem Computer mit Laserdrucker. Das Anschreiben muss den korrekten Titel, Namen und Adresse des Chefarztes enthalten. Fassen Sie Ihre besten Argumente für Ihre Eignung in 3–5 kurze Sätze zusammen. Überschreiten Sie nicht 1 Seite.
4. Unterschreiben Sie den tabellarischen Lebenslauf. Lassen Sie sich von einem Profi als Profi fotografieren. Bezahlen Sie gerne gutes Geld für gute Arbeit. Die Investition lohnt sich.
5. Wenn vorhanden, unbedingt die Veröffentlichungen auflisten und ggf. in Kopie beifügen.

8

6. Wer noch keine Empfehlungsschreiben hat, besorge sich schleunigst welche, in denen mindestens alles steht, was üblicherweise drin zu stehen hat.

7. Zeugnisse müssen in einwandfreier Kopierqualität auf dem Papier des Anschreibens vorliegen.

8. Alles in einen festen Umschlag mit frankiertem Rückumschlag wegschicken. Das Parfümieren oder Beilegen größerer Geldsummen wird in Deutschland meist nicht geschätzt.

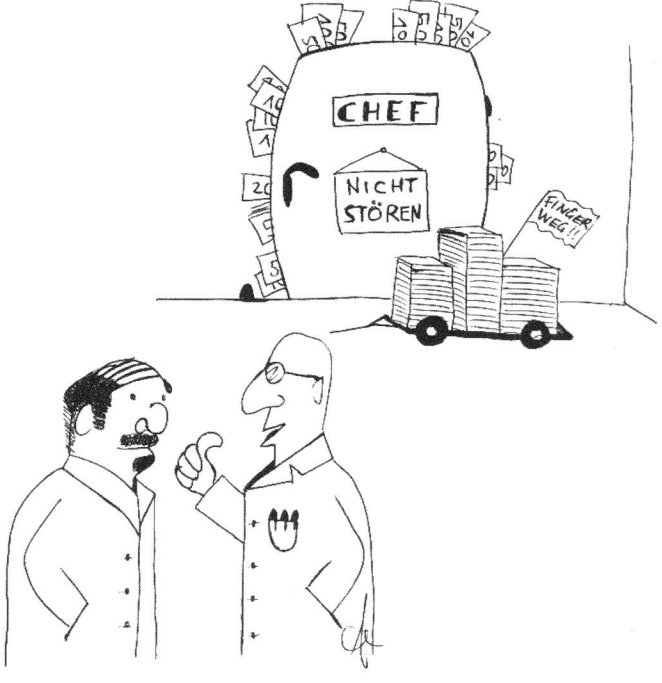

„Seitdem der Chef in einigen Bewerbungen Scheinchen entdeckt hat, schreibt er jede Stelle fünfmal aus."

8.4 Bewerbungen persönlich abgeben?
„Ach, Herr Professor, entschuldigen Sie bitte ...“

Wenn man nun die möglichen Adressaten von Bewerbungsschreiben zusammengestellt hat, stellt sich die Frage, ob man persönlich vorsprechen soll, um die Unterlagen zu überreichen. Es erscheint Ihnen vielleicht erfolgversprechender und aufmerksamer, wohl gekleidet und höflich seine Aufwartung zu machen. Sie mögen sich von diesem Schritt ein Überraschungselement, die Chance zu einem ersten unverbindlichen guten Eindruck und die Bekräftigung der Entschlossenheit Ihrer Bewerbung versprechen. Andererseits wollen Sie einem zukünftigen Chef auch nicht mit unangemessener Aufdringlichkeit die Stimmung vermiesen. Obwohl sich diese Frage nicht generell mit ja oder nein beantworten lässt, gibt es doch einige Argumente zu bedenken.

Am einfachsten ist die Situation, wenn Sie sich auf eine Annonce bewerben. Hier wird in der Regel ausschließlich die schriftliche Bewerbung per Post erwartet. Von einer unaufgeforderten Vorstellung ist abzusehen. Allerdings gehören die ausgeschriebenen AiP-Stellen in der Regel nicht zu denen auf denen sich eine langfristige Zielsetzung aufbauen lässt. Schwieriger wird es, wenn Sie es auf eine ganz bestimmte Stelle abgesehen haben. Sie wissen, dass Bestechung oder Erpressung die wirkungsvollsten Methoden sind, um die Meinung anderer zu ihren Gunsten zu beeinflussen. Sie haben natürlich Vorbehalte gegen derartige Methoden, aber Sie sollten sich darüber im Klaren sein, dass die Wirkung von Bestechung und Erpressung auf Insiderwissen beruht. Sie müssten wissen, ob derjenige prinzipiell bestechlich ist, oder aber mit welchem delikaten Geheimnis Sie ihn erpressen könnten. Wenn Sie also eine bestimmte Stelle unbedingt haben wollen, müssen Sie sich Insiderwissen verschaffen, auch wenn Sie es lieber auf die legale Tour versuchen wollen. Insiderwissen bedeutet in diesem Fall, herauszufinden, nach welchen Kriterien in diesem Haus die Stellen vergeben werden, ob der Chef spontan auf dem Gang angesprochen für ein Gespräch zu haben ist und ob AiPs als Frontfutter verheizt oder doch in ihrer ärztlichen Laufbahn aktiv unterstützt werden. Einen unspontanen Chef, der dazu tendiert, seinen AiP auszunützen, sollten Sie auf keinen Fall unaufgefordert aufsuchen, denn er wird sich wenig für Ihr Interesse, sondern viel mehr für seinen Stellenplan interessieren. Stellen in solchen Häusern werden oft ausschließlich nach Bedarf aus einem Stapel Bewerbungen besetzt. Chefs, die den Nachwuchs hingegen fördern, lassen sich vom persönlichen Vorbeikommen („um mir die überall empfohlene Klinik mal selber anzuschauen und mit ein paar Leuten zu reden") durchaus beeindrucken.

Nehmen Sie diese Frage also zum Anlass, mehr über die Klinik in Erfahrung zu bringen. Ihre gezielte Bewerbung und ein auf diese Weise besser vorbereitetes Vorstellungsgespräch erhöhen in jedem Fall Ihre Chancen, da den meisten Mitbewerbern dieser Einsatz bereits zu viel Arbeit macht. Wenn man aber bedenkt, welche Bedeutung die 1. Stelle für Ihren weiteren Berufsweg hat, sollte Ihnen diese Vorbereitung nicht weniger wichtig erscheinen als alle anderen Vorbereitungen, die Sie bereits für Ihre Berufslaufbahn getroffen haben. Spionieren Sie also ruhig ein bisschen.

! Die Karrieretipps konkret:
1. Es lohnt sich, sich zu fragen, ob Bewerbungsunterlagen persönlich abzugeben sind, denn je nach Chef können Sie mächtig auf den Geist gehen, oder eine arge Unterlassungstat begangen haben.
2. Nehmen Sie diese Frage zum Anlass, bereits vor Ihrer Bewerbung mehr über die Klinik und Ihren Chef in Erfahrung zu bringen. Fahren Sie hin, reden Sie mit ein paar Leuten. Lassen Sie sich vom einen zum anderen schicken, der Ihnen Tipps geben kann.
3. Ihr neues Wissen zur näheren Infrastruktur des Hauses können Sie sicher auch in Ihre Bewerbung einfließen lassen, um Sie besonders gezielt wirken zu lassen.
4. Finden Sie heraus, ob der Chef Nachwuchs gezielt fördert und daher wohl persönliche Ansprache eher schätzt, oder ob die AiP-Einstellungen eher mechanistisch = bedarfsadaptiert erfolgen.

8.5 Das Vorstellungsgespräch.
Auge in Auge, jetzt wird's ernst.

Der Termin für das 1. Vorstellungsgespräch rückt immer näher. Unabhängig davon, ob Sie an der jeweiligen Klinik unbedingt ankommen wollen, oder ob Sie sich nur zu Übungszwecken vorstellen, sollten Sie sich optimal darauf vorbereiten. Hierzu gehören wie auch im Anschreiben die Punkte äußere Form, persönliches Auftreten und Inhalte.

▨ Äußerlichkeiten.

Um in jedem Fall pünktlich zu erscheinen, müssen Sie sich bei kurzer oder weiter Anreise einen genauen Zeitplan zurecht legen, denn Pünktlichkeit ist bereits der Eindruck vor dem ersten Eindruck. Auch Sie erwarten, dass der Chef zu der vereinbarten Zeit auch wirklich anwesend ist. Mit Ihrem Aufzug können Sie natürlich je nachdem einen ganz unterschiedlichen Eindruck hinterlassen. Sie bewerben sich nicht um einen Job als Model und brauchen auch nicht unbedingt eine Stil- und Farbberatung aufzusuchen. Dennoch sollten Sie sich einmal das Outfit von ein paar „Geschäftsleuten" genauer anschauen, um ein Gespür für die aktuellen Trends der Officekleidung zu bekommen. Auch wenn man dann später nicht von Ihnen erwartet, dass Sie im Kostüm oder im Zweireiher zum Dienst erscheinen, ist es bei Vorstellungsgesprächen üblich, sich respektvoll ordentlich wie bei einer Prüfung zu kleiden. Vielleicht ist dies für Sie auch ein Anlass, sich mal wieder einen neuen Sommeranzug oder ein apartes Kleid zuzulegen. Dazu passen natürlich weder high heels noch Birkenstock-Schuhe. Ein Gang zum Friseur eine Woche vorher wird Ihnen ein dynamischeres Äußeres geben, wenn nicht gleich eine Kahlrasur herauskommt. Nach dem Motto: „bei Hochzeiten nie besser gekleidet sein als die Braut", sollten Sie allerdings die goldenen Manschettenknöpfe, das Diamantkollier, den Hermelinmantel und das perlenbestickte Handtäschchen ruhig zu Hause lassen. Sie gehen in ein Büro, nicht zu einem Opernball.

▨ Auftreten.

Ihr Auftritt beginnt bereits im Sekretariat, denn nicht selten haben Sie es der Sekretärin zu verdanken, dass Ihre Bewerbung nicht ungelesen wieder zurückgesandt wurde. Der Klang in der Stimme der Sekretärin, die Sie anmeldet, wird bereits signalisieren, ob das Sekretariat sich auf Sie als neuen Mitarbeiter freut. Unterschätzen Sie nicht den Einfluss einer Sekretärin auf Entscheidungen des Chefs. Ein paar freundliche Worte Ihrerseits über die schönen Blumen auf dem Tisch, die großartige Aussicht und die gute Beschilderung können hier gleich die Stimmung lockern. Fallen Ihre Komplimente auf fruchtbaren Boden, können Sie bereits im Vorfeld noch ein paar Fragen zu den Interna der Klinik stellen (wer mit wem, undercover-Planungen zur Klinik wie Erweiterungen oder Schließungen). Wenn man Sie ins Allerheiligste bittet, schreiten Sie mit einem direkten, freundlich zugewandten Blick in die Augen hinein. Sie warten bis man Ihnen die Hand entgegenstreckt, was Sie mit einem wohldosiert kräftig-selbstbewussten Händedruck entgegnen. Nach den Regeln der Körpersprache vermeiden Sie, die Beine übereinanderzuschlagen (bin reserviert!), die Arme vor der Brust zu verschränken (kommen Sie mir nicht zu nahe!) oder sich hinten anzulehnen (mir ist alles wurscht!). Unsicheres Hin- und Herschauen oder gar Durchmustern der Räumlichkeiten zeugt nicht gerade von problemorientierter Konzentration. Sie sind weder wegen irgendwelcher Straftaten dem Richter vorgeführt, noch müssen Sie anschließend möglichst viele Einrichtungsgegenstände aufzählen können. Sie sitzen aufrecht da und versuchen innere Ruhe und interessierte Aufmerksamkeit zu vermitteln, denn Sie wissen, was Sie können. Sie bringen zum Ausdruck, dass Sie sich über die Gelegenheit, Ihren zukünftigen Chef endlich persönlich kennenzulernen, freuen, und versuchen ein sachliches Gespräch über Ihre zukünftigen Entwicklungsmöglichkeiten zu führen.

Innere Werte.
Ihr Gesprächspartner kennt Sie bislang nur aus Ihren Unterlagen und hat Sie aus einer größeren Anzahl von Bewerbungen zur Vorstellung ausgewählt. Das ist zunächst Ihr Vertrauensvorschuss, auf dem Sie aufbauen können. Wenn Sie Pech haben, dann hat die Auswahl ein (nicht) anwesender Oberarzt vorgenommen, und der Chef blättert Ihre Akten in Ihrer Anwesenheit zum ersten Mal durch. Dennoch werden nun die üblichen Fragen folgen. Es würde eine enorme Respektlosigkeit bedeuten, wenn Sie auf diese Fragen nicht 110%ig vorbereitet wären.

Frage 1: Ach, Sie haben in XY studiert/bei Prof. YZ. Wie kamen Sie dazu und wie ist es Ihnen dort ergangen?

Frage 2: Warum haben Sie sich für das Studium der Humanmedizin entschlossen?

Frage 3: Was erwarten Sie von Ihrer beruflichen Zukunft, was haben Sie langfristig für Pläne?

Frage 4: Wie weit ist Ihre Promotion fortgeschritten, welche Methoden haben Sie selbstständig durchgeführt und was haben Sie für Ergebnisse erzielt?

Frage 5: Weshalb wollen Sie jetzt etwas anderes machen, als Sie bislang verfolgt haben?

Im Anschluss an die Besprechung dieser Punkte wird man Ihnen Gelegenheit geben, selber Fragen zu stellen. Sie sollten mindestens folgende Punkte anbringen:

Frage 1: In welchen Bereichen werde ich eingesetzt (Station/Ambulanz/Dienste/Rettungsdienst/Labor/Funktionen/Betreuung von Studien)? Besteht während des AiP die Möglichkeit zur Rotation in verschiedene Bereiche?

Frage 2: Wie sieht es nach Abschluss des AiP mit der Übernahme als Assistent aus?

Frage 3: Besteht unter Umständen die Möglichkeit, dass ein jüngerer Kollege Sie kurz durch das Haus führt?

Bedenken Sie, dass man von Ihnen erwartet, dass Sie diese Fragen stellen. Man erwartet, dass Sie nicht in eine ungewisse Zukunft laufen wollen, sondern sich genau nach Ihren Perspektiven erkundigen. Allzu freudiges „War's das jetzt?" wird mit Sicherheit als Desinteresse und Ziellosigkeit verstanden. Grundsätzlich sollten Sie durch direktes Fragen oder durch Zwischen-den-Zeilen-Hören versuchen herauszufinden, ob man Sie in Ihren persönlichen Zielen unterstützen wird, wenn Sie beginnen, sich für Ihren neuen Chef abzurackern. Auf keinen Fall sollten Sie sich nach den folgenden Punkten erkundigen, selbst wenn es Sie brennend interessiert: Überstundenbezahlung, Freizeitausgleich, Arbeitszeitschutzgesetz, Urlaubstage, Betriebsausflug, Betriebssport, vermögenswirksame Leistungen, Betriebsrente, Tarifgruppe, Betriebswohnungen etc. Für alle diese Dinge ist die Verwaltung zuständig, die Sie gerne später mal anrufen können.

Wenn man Sie nicht umherführt, versuchen Sie, nach der Verabschiedung in jedem Fall noch auf einem Rundgang durch das Haus mit einem Mitarbeiter der Abteilung ins Gespräch zu kommen. Anschließend heißt es nur noch, auf Antwort zu warten und sich durch weitere Vorstellungsgespräche in dieser Situation zu üben.

! Die Karrieretipps konkret:
1. Seien Sie bei Ihrem Vorstellungsgespräch unbedingt pünktlich.
2. Überlegen Sie genau, was Sie anziehen werden. Evtl. nehmen Sie die Gelegenheit zum Anlass, sich mal wieder einen modernen Anzug und ein Paar neue Schuhe zu kaufen.
3. Gehen Sie eine Woche vorher noch mal zum Friseur.
4. Ihr Vorstellungsgespräch beginnt bereits im Sekretariat. Unterschätzen Sie nicht den Einfluss, den manche Sekretärinnen auf ihren Chef haben.
5. Vermeiden sie durch Zeichen der Körpersprache Schwäche, Ablehnung oder Unsicherheit zu demonstrieren.
6. Seien Sie auf die üblichen Fragen zuverlässig vorbereitet (Thema dieses Buches seit dem 1. Kapitel).
7. Verzichten Sie nicht darauf, selber für Sie wichtige Fragen zu stellen. Die aufgeführten Fragen werden von Ihnen erwartet.
8. Finden Sie heraus, ob man Sie in Ihren Zielen weiter unterstützen wird, wenn Sie bereit sind, für Ihren neuen Chef alles zu geben.

9. Vermeiden Sie in jedem Fall, Fragen nach der Bezahlung und den Sozialleistungen zu stellen.

8.6 Keine Stelle gefunden, was nun?
Weiter qualifizieren, aber wie?

Warum auch immer, Sie konnten keine zuverlässige Vertragsabsprache bis zum Ende des 3. PJ-Tertials treffen. Was nun? Bis zu dem Tag des III. Staatsexamens sind sie noch Student, danach haben Sie Anspruch auf Arbeitslosengeld. Sie wollen sich natürlich nicht auf die Arbeitsvermittlung des Arbeitsamtes verlassen, denn welcher Chef wird schon eine Stelle, auf die er 30 Bewerbungen vorliegen hat, dem Arbeitsamt melden? Stattdessen sollten Sie versuchen, schon frühzeitig einen Plan auszuarbeiten, wie Sie Ihre weiteren Bewerbungschancen verbessern können.

Zuerst analysieren Sie Ihre eigenen Bewerbungen oder lassen Sie andere Ihre Bewerbung auf mögliche Schwächen durchsehen. Handelt es sich um eine gezielte Bewerbung? Können Sie starke Argumente vorbringen, warum man ausgerechnet Sie aus dem großen Stapel auswählen sollte?

Wenn Sie keine Möglichkeiten sehen, aus Ihren bisherigen Leistungen schlagkräftige Argumente zu formulieren, dann müssen Sie, um Blindbewerbungen zu vermeiden, in der nächsten Zeit gute Argumente schaffen. Dazu gehören die folgenden Punkte.

- Welches Fernziel kann man aus Ihren bisherigen Tätigkeiten noch am ehesten herauslesen? Entscheiden Sie sich also jetzt endlich für dieses Fach, wenn es nicht völlig mit Ihrer privaten Perspektive unvereinbar ist. Versuchen Sie jetzt noch Pluspunkte für dieses Fach zu sammeln.
- Auf gar keinen Fall sollten Sie nach dem Studium arbeitslos sein. Auch wenn Sie als arbeitslos gemeldet sind, müssen Sie sich eine Tätigkeit verschaffen, die Sie später in Ihren Lebenslauf konstruktiv integrieren können. Beliebtestes Beispiel ist das Promotionssemester.
- Wenn Sie Ihre Promotion nicht vor dem III. Staatsexamen fertigstellen konnten, dann sollten Sie sie jetzt abschließen. Stellen Sie sich wieder ins Labor, arbeiten Sie hart und legen Sie gesteigerten Wert auf das Knüpfen von Kontakten. Lassen Sie sich in andere Institute schicken und testen Sie dort die Stellensituation. Werden

Sie aktiv, denn vom einfachen Verschicken von Bewerbungen werden Ihre Chancen nicht besser.

- Fragen Sie Ihren Doktorvater, ob er eine Bewerbung für ein Forschungsstipendium im Ausland unterstützen würde. 2 Jahre forschen erhöht Ihre Chancen, anschließend an einer Uni einzusteigen, enorm. Ihre vielleicht mauen Examensnoten interessieren dann niemanden mehr. Bei den meisten Stiftungen ist allerdings eine weitestgehend abgeschlossene, sprich eingereichte Promotion eine Voraussetzung für die Antragstellung.

- Glauben Sie nicht, dass das Besuchen von allerlei Weiterbildungskursen wie Sonographie, Rettungsdienst, Homöopathie oder Naturheilverfahren, wie Sie von den Ärzteorganisationen angeboten werden, Ihre Berufschancen wesentlich verbessern. Bei Interesse können Sie natürlich solche Kurse in der „unfreiwilligen Freizeit" besuchen, aber tun Sie es nicht in der Vorstellung, dass die Chefärzte anschließend „Hurra" schreien, weil Sie ein paar Vorträge über Akupunktur gehört haben. Nach diesen Kursen haben Sie in den Bereichen genauso wenig Erfahrung wie vorher. Erst wenn Sie erhebliche praktische Erfahrung im Rettungsdienst oder in der Sonographie vorweisen können, macht das was her.

- Nutzen Sie stattdessen die Zeit, um sich an einem nicht klinischen Institut vorzustellen. 1 Jahr in der Pathologie, Anatomie, Physiologie oder Pharmakologie kann sich auf eine klinische Karriere sehr günstig auswirken. Sie erweitern Ihr Methodenspektrum und erwerben sogar Weiterbildungszeiten, die für die meisten Fachrichtungen angerechnet werden. Evtl. entdecken Sie Ihre Eignung für die Forschung und Lehre, und man bietet Ihnen dort eine Stelle an. Chefs von Hygieneinstituten, arbeitsmedizinischen Diensten oder in der klinischen Pharmakologie erwarten auch nicht in dem Maße wie Klinikdirektoren, dass sich Aspiranten bereits in der Vorklinik für Ihr Fach begeistert haben. Sie bleiben jedenfalls im Umfeld der großen Kliniken und haben Gelegenheit Ihre Kontakte weiter auszubauen, ohne dass Ihre Weiterbildungszeit darunter leidet. Versuchen Sie bereits bestehende Kooperationen der theoretischen Institute mit Kliniken zu nutzen oder in Absprache solche anzuregen, damit Sie sich profilieren können.

- Eine andere echte Alternative ist die Spezialisierung vor dem AiP durch ein Zweitstudium. Hierzu kommen bislang vor allem die Studiengänge Zahnmedizin oder Public Health in Frage. An mehreren deutschen Universitäten wurde seit einigen Jahren der Studiengang Public Health eingeführt. Er beschäftigt sich mit der Struktur verschiedener Gesundheitswesen und den Methoden der Epidemiologie. Angeblich sind die Beschäftigungschancen anschließend sehr gut. Bei den zukünftig immer knapper werdenden Ressourcen wird der Bedarf an Leuten, die sich mit anderen Gesundheitssystemen und der epidemiologischen Evaluation gesundheitspolitischer Maßnahmen auskennen, sicher noch steigen. Wer sich hingegen durch ein Zweitstudium für eine klinische Tätigkeit weiterqualifizieren will, kann versuchen, einen der wenigen Plätze für Zahnmedizin zu ergattern (s. Kapitel 2.4 Facharzt für Mund-, Kiefer- und Gesichtschirurgie).

Natürlich besteht immer die Möglichkeit, in einer Praxis oder Belegarztklinik als AiP zu beginnen. Allerdings muss man sich darüber im Klaren sein, dass man hier als AiP und nicht als Kollege XY angestellt wird. Nach 18 Monaten ist also mit Sicherheit Schluss, auch wenn etwas anderes versprochen wird. Die weiteren Bewerbungen gestalten sich dann als mühsehlig, da man bereits zu Beginn der Laufbahn am unteren Ende der Arbeitsmarkthierarchie eingestiegen ist. Das heißt dann meist: Facharzt adieu und Suche nach nicht klinischen Arbeitsgebieten.

Auch in Ländern mit relativem Ärztemangel wie Großbritannien oder Norwegen werden junge Ärzte aus Deutschland angeworben. Meist geht es natürlich darum, dass bei einheimischen Ärzten unbeliebte Stellen in entfernten Regionen besetzt werden. Auf diesem Weg darf man nicht auf eine Stelle in London oder Oslo hoffen. Die vermeintlich bessere klinische Ausbildung wird allerdings bei Rückkehrern nicht überall wirklich auch anerkannt. Das Gleiche gilt für junge Ärzte, die sich bei Hilfsorganisationen für Einsätze in Krisengebieten oder der Dritten Welt anmelden. Der Wiedereinstieg ist meist sehr problematisch, da 1. während der Abwesenheit Kontakte verkümmern und 2. Engagement abseits der üblichen Trampelpfade nicht als Qualifikation für die Arbeit im deutschen System angesehen wird. Tatsächlich empfinden von Kriseneinsätzen zurückkehrende Ärzte einen nachvollziehbaren Widerwillen gegen universitäre Bürokratie oder die Nörgelhaltung der überversorgten Ärzte und Patienten in Deutschland.

! Karrieretipps konkret:
1. Bei fehlender Stellenzusage sollte man zunächst die Schwächen der Bewerbung analysieren (lassen), um gezielt ausgleichen zu können.
2. Um die Bewerbung gezielter werden zu lassen, muss auf bestehenden Stärken aufgebaut werden.
3. Hierzu gilt: Promotion beenden, Kontakte ausbauen und in den Bereichen weiterqualifizieren, in denen man bereits etwas vorzuweisen hat.
4. Wenn der eigene Doktorvater nicht weiterhelfen kann, bietet sich der Einstieg in einem kliniknahen Institut an, da bis zu

    1 Jahr auf die Weiterbildungszeit vieler Fächer angerechnet wird.

5. Wer die Promotion abgeschlossen hat, denke über einen sofortigen Forschungsaufenthalt im Ausland nach. Für einen Antrag auf Fördermittel wird aber die Unterstützung eines C4-Professors benötigt, was am ehesten durch den Doktorvater vermittelt werden kann. Nachfragen!

6. Stellen Sie keine zu hohen Erwartungen an die Verbesserung Ihrer Bewerbungschancen durch den Besuch von Weiterbildungskursen, wenn Sie nicht gleichzeitig erhebliche praktische Erfahrungen in dem jeweiligen Gebiet nachweisen können. Kurse haben Sie Ihr ganzes Studium über besucht und können trotzdem bislang fast nichts wirklich.

7. Stattdessen können Zweitstudiengänge eine fachliche Qualifikation auch ohne sofortiges AiP ermöglichen. Hier ist vor allem an die Zahnmedizin und an das Fach Public Health zu denken.

8. AiP-Angebote aus Praxis, Belegarztklinik oder dem Ausland sollten nur nach reiflicher Überlegung der anschließenden beruflichen Entwicklung erwogen werden. Für den Einzelnen mögen sich jedoch abseits der üblichen Schemata interessante Möglichkeiten auftun. Sehr viel Risiko ist allerdings dabei.

8

Anhang

A Nützliche Webadressen für Mediziner

Suchmaschinen im World Wide Web

Altavista	www.altavista.com
Dino	www.dino-online.de
Excite International	www.excite.com
Excite Deutschland	www.excite.de
Fireball	www.fireball.de
Google	www.google.com
Lycos	www.lycos.com
Metasuche	www.metager.de
Metaspinner	www.metaspinner.de
Profusion	www.profusion.com
Cinetic Web.de	www.web.de
Yahoo International	www.yahoo.com
Yahoo Deutschland	www.yahoo.de

Suchmaschinen für E-mail-Adressen

Altavista	www.altavista.com
com! e-mail Suche	www.suchen.de
Four11	www.people.yahoo.com
Internet Address finder	www.iaf.net
Liszt	www.liszt.com

Internet Provider

AOL	www.germany.web.aol.com
Compuserve	www.compuserve.de
DPN	www.dpn.de
Germany.net	www.germany.net/info/
Metronet	www.metronet.de
Microsoft Network	www.de.msn.com
Strato	www.strato.de
T-Online	www.t-online.de
UUnet	www.de.uu.net
1&1	www.top.de

Computer

Computerchannel	www.computerchannel.de
Computerkurse	www.tele-ak.fh-furtwangen.de
	www.akademie.de
Computerreparatur	www.flix.de
E-mail kostenlos	www.gmx.de
	www.hotmail.com
	www.mail.yahoo.com
	www.freemail.web.com
	www.firemail.de
Homepage erstellen	www.teamone.de/selfhtml
Macintosh	www.macnews.de
Microsoft	www.eu.microsoft.com/germany/office
News	www.zdnet.de
Problem Chat	www.supportnet.de
Selbsthilfe	www.pc-topps.de
Virusfinder	www.mcafee.com
	www.vhm.haitec.de

Software (teilweise kostenlos)

Acrobat Reader	www.adobe.de
Netscape Navigator	www.netscape.com
Microsoft Internet Explorer	www.microsoft.com
mIRC Chat	www.mirc.de
MP3 Player	www.mp3.com
Offline Reader (Freeloader)	www.freeloader.com
Quicktime	www.apple.com/quicktime
Real Player	www.de.real.com
Shareware Programme	www.shareware.com

Wissen, Wörterbücher

Bertelsmann	www.wissen.de
Gesundheits Brockhaus	www.xipolis.de
Enzyklopädia Brittanica	www.eb.com
deutsch/englisch	www.dict.leo.org/dict
Meyers Lexikon	www.iicm.edu/meyers
Nobel-Preis Archiv	www.almaz.com
Atlas	www.mapquest.com

Auskünfte

Telefonauskunft	www.teleauskunft.de
Gelbe Seiten	www.gelbe-seiten.de

Expertenwissen	www.experts.com
Hilfe für Alles	www.webhelp.com
Knowpost	www.knowpost.com
Quantum Infopool	www.quantum.de/zahlen/
Yelloweb Europe	www.yweb.com
Statistisches Bundesamt	www.statistik-bund.de

Nachrichten

CNN	www.cnn.com
Die Welt	www.welt.de
FAZ	www.faz.de
Frankfurter Rundschau	www.fr-aktuell.de
Le Monde	www.lemonde.fr
New York Times	www.nytimes.com
n-tv	www.n-tv-ce
Reuters	www.spiegel.de/reuters/
Süddeutsche Zeitung	www.sueddeutsche.de
Tagesschau	www.tagesschau.de
taz	www.taz.de
The Times	www.the-times.co.uk
Washington Post	www.washingtonpost.com
Yahoo	www.yahoo.de/schlagzeilen

Wochenmagazine

Bild der Wissenschaft	www.wissenschaft.de
BIZZ	www.bizz.ce
Capital	www.business-channel.de/capital
Der Spiegel	www.spiegel.de
Die Zeit	www.zeit.de
Focus	www.focus.de
Geo	www.geo.de
National Geografic	www.nationalgeografic.com
Spektrum der Wissenschaft	www.spektrum.de
Stern	www.stern.de
Time Magazine	www.pathfinder.com/time

Organizer

Adressen/Kalender	www.daybyday.de
Bookmarks	www.syncit.com
Schreibbüro	www.buero-und-sekretariat.de
Büroverwaltung	www.mcoffice.de
E-mail Office	www.elsanet.de

Kalender	www.webanizer.de
Lesezeichen	www.oneview.de

Karriere/Stellensuche/Bewerbung

Arbeitsamt	www.arbeitsamt.de
Beratung	www.futurestep.de
	www.absolute-career.de
Bewerbung-online	www.jobwinner.de
	www.bewerbung.net
Chancen (FAZ)	www.chancen.net/
Die Zeit	www.jobs.zeit.de
Europäischer Stellenmarkt	www.eurojobs.com
Frankfurter Allgemeine	www.faz.de/stellenmarkt
Stellenangebote	www.jobrobot.de
	www.newjob.de
	www.jobpilot.de
	www.stepstone.de
	www.jobscout24.de
Test	www.iqtest.de
US Arbeitsministerium	www.ajb.dui.us

Ausland/Reisen

Auswärtiges Amt	www.auswaertiges-amt.de
Autoroutenplanung	www.reiseplanung.de
Deutsche Bahn	www.bahn.de
Deutsche BA	www.deutsche-ba.de
Excite Travel Divelory	www.city.net
Reisegesundheit	www.fit-for-travel.de
Hotel Reservationsservice	www.hrs.de
	www.hotel.de
Länderinfos	www.lexas.de
L'Tur	www.ltur.de
Lufthansa	www.lufthansa.de
Mietwagen	www.e-sixt.de
	www.hertz.de
Reisekarten	www.falk-online.de
Sprachen	www.dictonaries.travlang.com
	www.langenscheidt.de
	www.berlitz.de
	www.vokabeln.de
Englisch lernen	www.englishtown.com
	www.bbc.co.uk/worldwideservice/learnenglish
	www.slf.ruhr-uni-bochum.de

Start Reisebüro	www.start.de
Travel Overland	www.traveloverland.de
Traxxx Reisen	www.focus.de/traxxx
Wetter	www.wetteronline.de

Studium – Universitäten

Aachen	www.klinikum.rwth-aachen.de/webpages/klinikum/index
Berlin	www.charite.de/index/
Bonn	www.meb.uni-bonn.de/institute/institute
Dresden	www.tu-dresden.de/medf
Erlangen	www.uni-erlangen.de/docs/FAUWWW/Fakultaeten/MED/MED1
Essen	www.uni-essen.de
Fernuniversität Hagen	www.fernuni-hagen.de
Frankfurt	www.rz.uni-frankfurt.de/unihome
Freiburg	www.ukl.uni-freiburg.de/fakult
Giessen	www.med.uni-giessen.de/
Göttingen	www.uni-goettingen.de/fakultaeten/medizin/index
Graz	www.kfunigraz.ac.at/fak-inst/medizin
Greifswald	www.medizin.uni-greifswald.de
Hamburg	www.uke.uni-hamburg.de
Hannover	www.mh-hannover.de
Heidelberg	www.uni-heidelberg.de/institute/fak5/
Homburg/Saar	www.med-rz.uni-sb.de/studium
Jena	www.med.uni-jena.de
Kiel	www.uni-kiel.de:8080/1med/index
Köln	www.uni-koeln.de/med-fak
Leipzig	www.uni-leipzig.de/medizin
Lübeck	www.mu-luebeck.de
Magdeburg	www.med.uni-magdeburg.de
Mainz	www.uni-mainz.de/FB/Medizin/Allgemein
Mannheim	www.uni-heidelberg.de/institute/fak16
Marburg	www.uni-marburg.de/
München	www.med.uni-muenchen.de
Regensburg	www.uni-regensburg.de/Fakultaeten/Medizin/index
Rostock	www.master.med.uni-rostock.de/
Tübingen	www.medizin.uni-tuebingen.de
Ulm	www.uni-ulm.de/medizin
Wien	www.univie.ac.at/med-online/
Würzburg	www.uni-wuerzburg.de/index_3
Zürich	www.med.unizh.ch

Studium – Fachschaften Medizin

Frankfurt	www.rz.uni-frankfurt.de/stud/fs/fb19/index
Freiburg	www.uni-freiburg.de/ofamed/
Homburg/Saar	www.med-rz.uni-sb.de/st_schaft
Rostock	www.uni-rostock.de/fakult/medfak/fachs
Würzburg	www.uni-wuerzburg.de/fachschaftmedizin

Medizinbücher

Amazon	www.amazon.de
Börm&Bruckmeier	www.media4u.com
Buchhandel	www.buchhandel.de
Kohlhammer	www.kohlhammer.de
Lehmanns	www.lob.de
Springer	www.medizinbuch.springer.de
Thieme	www.thieme.de
Liste aller Medizinverlage	www.library.vanderbilt.edu/law/acqs/pubr/med

Medizininformationen I

Antonius	www.dr.antonius.de
BioMedNet	www.biomednet.com
Cancer Net	www.med.uni-bonn.de/cgi-bin/CancerNet_Search
CNNhealth	www.cnn.com/HEALTH
Facharzt	www. facharzt.de
Deutsches Ärzteblatt	www.ärzteblatt.de
Deutsches Gesundheitsnetz	www.gdn.de
Deutsches Medizinforum	www.medizin-forum.de
Deutscher Medizin Index	www.medizinindex.de
Die Ärztezeitung	www.ärztezeitung.de
Doctors Guide	www.pslgroup.com/mednews
Doctor Online	www.doctoronline.de
Health Gate	www.healthgate.com
HOS multimedica	www.multimedica.de
Junge Mediziner	www.junge-mediziner.de
Kongresse	www.medizinische-kongresse.de
Medical Matrix	www.medmatrix.org
Medivista	www.medivista.de
Medizin aktuell	www.medizin-aktuell.de

Physicians Online	www.po.com
Reutershealth	www.reutershealth.com
Tumorzentrum München	www.tumorzentrum-muenchen.de

Medizininformationen II (auch für Laien)

Ärztesuchdienst	www.doctoronline.de
Bundeszentrale für gesundheitliche Aufklärung	www.bzga.de
Deutsche Krebshilfe	www.krebshilfe.de
Dr. Koop	www.drkoop.com
Healthweb	www.meb.uni-bonn.de/virtual/healthweb.de
INKA	www.inkanet.de
Krebsinformationsdienst	www.krebsinformation.de
Lifeline	www.lifeline.de
Medexplorer	www.medexplorer.com
Medline Plus	www.nlm.nih.gov/medlineplus/
Medscape	www.medscape.com
On Health	www.onhealth.com
Pharmacology@about	www.pharmacology.about.com
Selbsthilfegruppen	www.klinikmarkt.de
Virtual Hospital	www.vh.org
WebMD	www.webmd.com

Medikamenten Suche

Giftzentrale	www.meb.uni-bonn.de/giftzentrale
DrugInfoNet	www.druginfonet.com
Pharminfo Net	www.pharminfo.net
PharmWeb	www.pharmweb.net

Fachzeitschriften/Literatursuche

Cochrane Library	www.update-software.com
Deutsche Zentralbibliothek	www.zbmed.de
DIMDI	www.dimdi.de
Harvard Library of Medicine	www.countway.med.harvard.edu
Medical Informatics	www.mieur.nl/mihandbook
Medline	www.ncbi.nlm.nih.gov/Pubmed/
Online Journals	www.med.stanford.edu/school/MedWorld/research_journals.html
Springer Online	www.gewinn-medic.springer.de
Telemedicine	www.telemedmag.com

Medizinische Verbände/Organisationen

American Medical Ass.	www.ama-assn.org
Ass. Amer. Medical College	www.aamc.org
Center of Disease Control	www.cdc.org
Dt. Krebsforschungszentrum	www.dkfz.de
FDA	www.fda.org
Gesundheitsministerium	www.bmgesundheit.de
Hartmannbund	www.hartmannbund.de
Health on the Net	www.hon.ch
Kassenärztliche Vereinigung	www.kbv.de
Marburger Bund	www.marburger-bund.de
Robert Koch Institut	www.rki.de
Virchowbund	www.medi-netz.com/nav.htm
WHO	www.who.ch

Geld

Capital	www.business-channel.de
Comdirect	www.comdirekt.de
Consors	www.consors.de
Einkommensteuerrechner	www.bundesfinanzministerium.de
	www.focus.de
Handelsblatt	www.handelsblatt.de
MLP	www.mlp.de
Verbrauchertipps	www.stiftung-warentest.de
	www.agv.de
Versicherungen	www.whw.de
	www.versicherungen.de
	www.klipp-und-klar.de
	www.asuro.de
	www.bundderversicherten.de
Wallstreet-online	www.wallstreet-online.de

Recht

Rechtsanwälte	www.deutsches-anwaltsverzeichnis.de
Rechtsfragen	www.web-jur.de

Schlagwortregister

Via medici –
der Weg zum Erfolg!

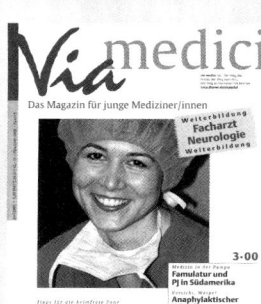
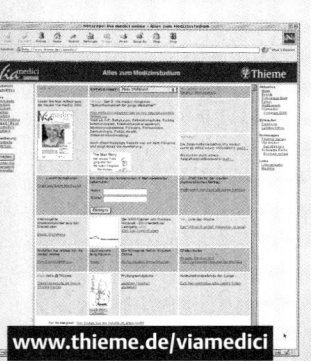
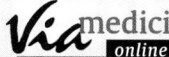
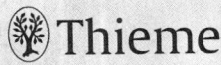